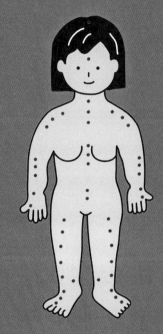

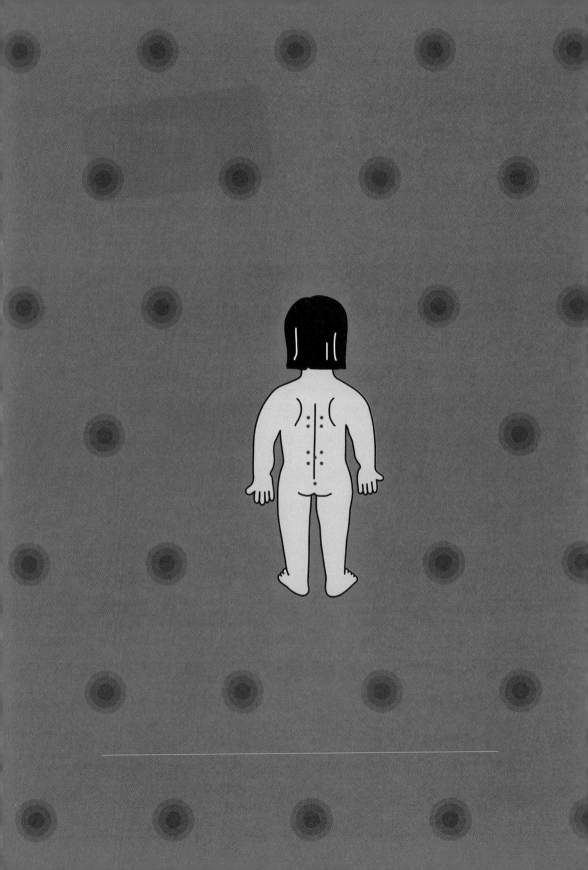

圖解

經絡穴位拍打大全

張必萌 醫師——主編

第三章

拍打調理體質，延年又益壽

第四章

拍拍打打，與小疾小病說再見

◎ 前言 ◎

人生病的原因很多，外感有風寒暑濕燥火六淫邪氣襲人，內生疾病則有風寒濕燥熱（火）五邪，虛證又有氣血陰陽精津液的虧虛損耗，實證又有氣滯不通，尚有血瘀、痰阻、食滯、敗精等病理產物，虛實之間又可能形成虛實錯雜的證型，外感和內傷又可以並存，總之類型複雜繁多。

中醫認為「不通則痛」，「痛」除了疼痛之意，還包括了諸多症狀。氣血不通暢往往是各種症狀的根由之一。

在中醫經絡理論中，經絡是運行氣血的通道，透過持續不斷地拍打氣血不通的部位，震盪經氣，可以疏通經絡氣血，使之恢復通暢，各種症狀就會隨之消失，身體能夠恢復健康。

本書中講的拍打，大多操作時要在同一部位持續拍打 5 分鐘以上，甚至是 10 ～ 20 分鐘，拍打的方法既簡單、有效又便於操作。而且身體很多部位完全可以自己動手拍打，透過拍打就可以緩解多種不適。既不需要花錢打針吃藥，又沒有任何的不良反應，是一種純天然、綠色、健康的祛病、養生、保健的方法。

為了方便廣大朋友更好地維護自己的身體健康，特別將各種常見病的拍打調理方法整理歸納如下，若能按文中所講的方法長期堅持拍打，能在一定程度上起到大病改善、小病緩解、無病養生的功效。

第一章

拍打前，基礎知識要掌握

以拍打的方式作用於病灶，打通經絡，讓堵塞經絡的阻礙物排出體外，以達到強身健體之療效。簡單方便、操作容易，行之有效，是一種人人都可以學會的方法。

◎ 一、常見的拍打方法 ◎

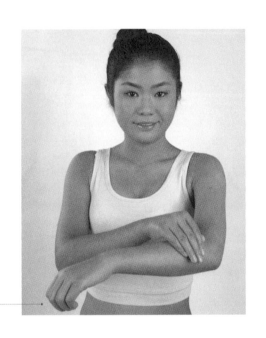

拍打雖然簡單，但手法並
不單一，主要包括掌拍法、掌
叩法、拳捶法、指叩法以及指
彈法等數種手法。其中，掌拍
法最常用，接觸面積較大，適
用於胸、腹、腿、臂等較平坦
寬闊的部位，這些部位用掌叩
或拳捶手法亦可。

手掌拍打手臂

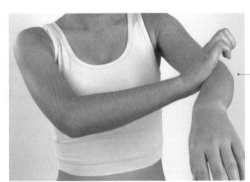

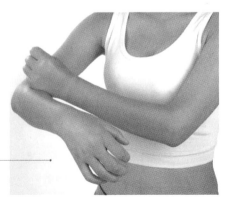

掌叩手臂

拳捶手臂

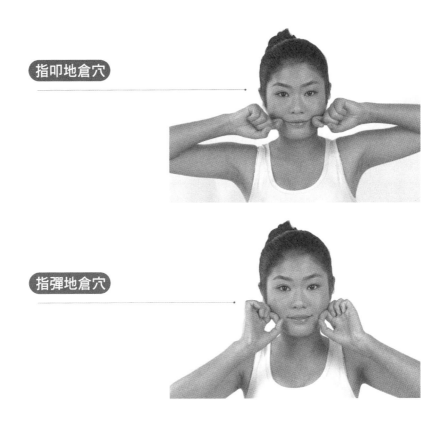

指叩地倉穴

指彈地倉穴

　　指叩和指彈法則主要用於頭面，因為頭面五官集中，面積受限，所以不適合用掌拍法，而更適宜指法；這兩種方法就是變相的拍法，在治療原理上與其他拍法是一樣的，只不過接觸面積較小而已。

注 意 事 項　在拍打時要將手保持在自然狀態，不要過於僵硬，只有這樣才能形成最佳的震盪效果。僵硬的手形常易導致拍擊力道過於內斂深陷，而震盪效果差，可能造成氣血瘀滯，加重病情。

◎ 二、拍打養生原理 ◎

在日常生活中，你是否也有感覺身體疲勞，或者身體酸痛的時候，不自覺地伸手拍打，來暫時緩解症狀的經歷呢？其實簡單的拍打不僅能夠緩解疲勞，還能夠治療或緩解包括手腳冰涼、感冒頭痛、喉痛咳嗽在內的許多症狀。

拍打是簡易健身法，通常的手形是五指併攏成勺子的形狀，掌心凹起懸空，然後在肌肉豐滿處或者關節部位用一定的力度進行叩拍，使深層不易被觸動的瘀滯在拍打過程中消散，有時一些積存的毒素也可以隨著拍打排出體外。

拍打不僅能夠改善血液循環，使身體得到放鬆，還能促進新陳代謝，增強人體的免疫功能。拍打還有助於舒筋壯骨、強健肌肉，滑利關節。

道家將拍打稱為「調傷」，透過拍打可以將體內因為跌打損傷或者邪氣侵襲而形成的瘀堵在身體中的垃圾排出體外，最後達到療傷治病、保健養生、增強人體免疫力的目的。

拍打之所以能夠排出毒素，皮膚在其中起著重要的作用。皮膚是人體與外界接觸的重要器官，「肺司呼吸，主皮毛」，皮膚和呼吸密切相關。現代研究認為「皮膚是人體的第二個肺」，皮膚腠理也有著防禦外邪侵襲的重要功能。

皮膚在被拍打刺激之後，毛孔會張開，毛細血管擴張，從而加快血液循環，促進排汗，因此有促進分泌和排泄廢物的功能。拍打皮膚可以活血化瘀，改善微循環，促進排汗，排泄廢物，最終達到解毒排毒的目的。

在經絡學中還認為皮膚與經絡、四肢、五臟、六腑、九竅等均有密切

關聯。經絡系統中的孫絡、浮絡，主要分佈在皮膚上，如同蛛網河道，便於氣血溝通，同時又和較大的經脈、絡脈相互溝通串連。所以皮膚在受到拍打刺激之後，皮膚局部的良性改變，會使整個身體功能發生良性反應，從而增強免疫和自我修復功能，最終達到養生保健的目的。

上述原理便可以總結為這樣一個公式，「拍打皮膚 ≈ 排毒 ≈ 化瘀」。

在對病痛處進行拍打的時候，應該要心無旁騖，聚精會神，拍打的時間儘量要長，拍打力度要適當增大、要有節律性，且以震盪感為主。

因為人體是一個複雜的非線性系統，有很多重要的特點屬性，包括自律性、自組織性、適應性、感應性、內部協調性等。人體的細胞、組織、器官、系統等，都能夠體現這些特點，同時也受這些特點的限制與支配。

人體的很多生理現象都可以跟外界節律產生感應，並趨向於和外界節律一致，受外界節律的控制影響。拍打能夠促進各組織、器官功能的互相協調，能起到預防、治療疾病的作用。所以拍打時節律性非常重要，越是有規律的拍打效果越明顯。

在拍打時，震盪效應是最基礎的一種模式，因為只有震盪效應才能最大限度地激發氣血的有效良性變動，並能從局部波及遠處，利於氣血的整體協調變化。

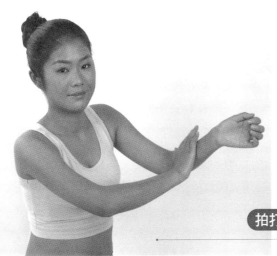

拍打可以活血化瘀，改善循環

◎ 三、經常拍打好處多 ◎

　　大病始於小疾，做人要「不以惡小而為之」，預防疾病也一樣，如果積重勢必難返，等到病勢大進，再要治療難度就大了。所以一定要有積極的預防意識，每一分每一秒都想著杜絕毒素的積累、調暢氣血，才能將疾病消於無形，防患於未然。

　　每當我們感到疲勞時，一般是因為氣血有了一定的損耗，進而導致氣血因虛而流通不暢，同時代謝產物淤積在體內不得排泄，這才會出現疲勞、沉重的感覺。此時拍打身體，可以振奮經絡，促進氣血流通，將廢物排出體外，從而恢復精力。

　　每當我們感到身體酸痛時，常是各種原因導致氣血瘀滯，不通則痛，此時隨手拍打幾下，可以暫時緩解症狀。如果持續擊打還能防止病情加重，免除後患。

　　受風寒而感冒時，常會因衛氣受抑而出現惡寒、發熱等症狀，也會因經氣不暢而出現頭痛、身痛的症狀。此時，拍打頭身緊繃疼痛的部位便可以疏通經絡，振奮衛氣、發越陽氣、祛邪外出，最後汗出而病癒。

　　因貪食而過度飽餐時，常會因中氣不通而出現胃腹脹滿、肢體沉重，嚴重時還會出現嘔吐、腹瀉、胃脘疼痛、食欲減退等症狀。此時，揉搓胃脘大腹，拍打肢體，便可以消食化滯，通氣除壅，重暢氣血。

　　每當我們在生活中經受各種遭遇，情志不遂，而致氣血壅滯不通、肝氣鬱結時，出現情緒憂鬱、大生悶氣、憤怒不平、焦慮煩躁、月經不調、失眠多夢、心煩意亂等不適。此時，拍打兩側肝膽經絡，揉搓脅肋、小腹、胸膺、頭頸，便可以調暢肝膽經氣、疏肝解鬱、舒情暢志、調理月經，安

眠穩心。

　　人可能患各種疾病，身體會出現各種症狀，而身體一「報警」，就是提醒我們施加拍打療法的信號，讓我們的手掌為身體實施一個良性的回饋。

　　即使沒有明顯的症狀，也可以拍打經絡，無病防病。平時常拍打經絡，便可以將很多疾病遏制住，小病不起，大病不生，給我們一個健康的身體和幸福美滿的生活。

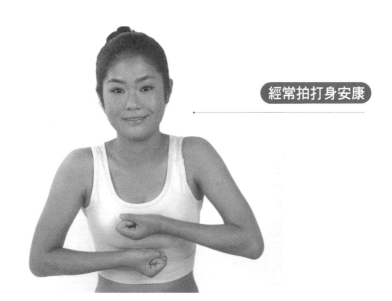

經常拍打身安康

◎ 四、快速認識全身經脈 ◎

1. 十二正經

　　中醫認為，人體有十二正經，各與一個臟腑相連，五臟六腑再加上心包，剛好一共是十二個，其規律是陰經配臟，陽經配腑。十二正經左右成對，一共二十四條，同名經脈聯繫共同的臟腑。

　　十二正經的名字由三部分組成，一是手足，二是陰陽，三是臟腑。比如手太陰肺經，模式是手 + 太陰 + 肺。具體的手足、陰陽和臟腑的配屬關係過於複雜，此處從略，但在後文具體的治法中，會多次提及，大家見得多了，自然而然就能記住了。

　　十二正經的走行遍佈周身上下、表裡內外、軀幹肢體、頭面手足，其走行分佈有一定的規律，大致如下。

　　手三陰經從胸走手，行於手臂內側；手三陽經從手走頭面，行於手臂外側；足三陽經從頭面走足，在腿部行於外側和後側，軀幹部位分行於前中後，其中足陽明胃經走行於前面，足少陽膽經走行於兩側，足太陽膀胱經走行於後面；足三陰經從足走胸腹，行於大腿內側和胸腹。

　　這是十二正經大致的分佈走行，無論是手臂還是大腿，陰經都是太陰經行於前緣，少陰經行於後緣，厥陰經行於中間；而陽經則是陽明經行於前緣，太陽經行於後緣，少陽經行於中間。

　　其中，大腿內側的足太陰脾經和足厥陰肝經其起始階段的走行位置是顛倒的，在內踝上 8 寸處交叉之後才符合上述規律。

　　十二正經的名字和走行分佈難以記憶，在此簡要概述為下圖。

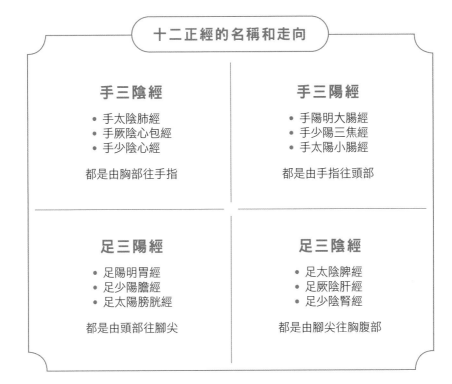

十二正經的名稱和走向

手三陰經

- 手太陰肺經
- 手厥陰心包經
- 手少陰心經

都是由胸部往手指

手三陽經

- 手陽明大腸經
- 手少陽三焦經
- 手太陽小腸經

都是由手指往頭部

足三陽經

- 足陽明胃經
- 足少陽膽經
- 足太陽膀胱經

都是由頭部往腳尖

足三陰經

- 足太陰脾經
- 足厥陰肝經
- 足少陰腎經

都是由腳尖往胸腹部

　　大家不用擔心，因為手掌是有一定寬度的，無論是在四肢還是在軀幹，一隻手掌可以覆蓋住多條經脈。而且只要稍稍更換位置，就可以刺激到更多的經脈，所以不去具體記憶經脈的走行影響並不大，只要記住大致情況即可。

手臂內側心與肺，手臂外側兩腸配。

前胃側膽後膀胱，大腿外側三經匯。

脾肝腎行腿內側，上沖腹肋胸脅位。

2. 奇經八脈

其實僅從基本功能上看，奇經八脈和十二正經相較並沒有太大的區別。中醫將十二正經比喻成江河，將奇經八脈比喻成湖海，江河最終要匯入湖海。也就是説，十二正經的氣血如果有盈餘，會存於奇經八脈之中，待空虛之時再從八脈中提取出來為其所用。如果人體氣血旺盛，便會存於奇經八脈之中，此時人的各種生理功能自然是十分強大的，身體是健康的。

奇經八脈中任脈和督脈各有一條，分居人體前後正中線，任脈在前，督脈在後，都有專屬於自己的穴位。

陰蹻脈、陽蹻脈、陰維脈、陽維脈分別左右成對縱行於下肢和胸腹，最後上達頭面，一共八條。但它們沒有專屬的穴位，常借十二正經的穴位走行，因此能起到溝通十二正經氣血、協調十二正經功能的作用。

陰維、陰蹻等陰脈行於大腿內側，上行走腹胸，從頸部交叉到對側。陰蹻脈到頭頸後還會繼續上行至鼻旁，最後止於內眼角。

陽維、陽蹻等陽脈行於大腿外側，再沿軀幹兩側偏後的位置上行到肩部、頸部，但並不交叉，後繼續上行至頭面部，然後過頂，最後均止於後腦。

沖脈非常重要，有很多分支，和十二正經有著廣泛聯繫，被稱為十二經脈之海。沖脈起於小腹「胞中」，下出會陰，繼而從前面上行，分兩支緊貼於人體前正中線左右上行於腹、胸、頸，最後止於咽喉、口唇、後鼻道。另一條分支下行於大腿內側，最後到腳，與足三陰經關係密切。沖脈的功能主要隸屬於肝經，所以調肝氣就可以調沖脈。沖脈還跟女子月經有密切關係，又被稱為「血海」。

最後是帶脈，帶脈非常特殊，其他經脈都是縱向的，只有帶脈是橫行的。帶脈顧名思義，就像條腰帶一樣環繞於腰間，大致和褲帶的位置相同。

　　大部分經脈會經過腰部，帶脈實際上貫通了絕大部分經脈，所以帶脈有「約束諸經」的作用。帶脈還和女子白帶、男子性能力、生殖能力等功能有關。

奇經八脈分佈情況簡表

名稱	分佈情況	功能
任脈	人體前正中線	調節全身陰經經氣
督脈	人體後正中線	調節全身陽經經氣
帶脈	環腰一周，狀扣束帶	約束縱行軀幹的多條經脈
沖脈	腹部第一側線	滋養十二經氣血
陰維脈	小腿內側，上行於咽喉	調節六陰經經氣
陽維脈	腳跟部、上行於頸項	調節六陽經經氣
陽蹻脈	腳跟內側、上行日內眥	交通一身陰陽之氣，調節肢體運動，掌管眼瞼開合
陽蹻脈	腳跟外側、上行日內眥	交通一身陰陽之氣，調節肢體運動，掌管眼瞼開合

◎五、找準穴位很重要 ◎

　　人體穴位雖然多如牛毛，但有一些共同性便於尋找。一般來說，穴位位於骨頭的凹陷或肌肉、肌腱的縫隙之中，只要知道大概位置，用指尖仔細摸索就能確定其位置。

　　有些穴位位於骨頭或肌肉的凸起之處。骨頭的凸起容易摸到，肌肉的凸起就需要將肌肉繃緊，找到最高點。這些在體表能摸到明顯標記的穴位還是比較容易找到的，還有一些穴位沒有什麼明顯標記，此時就需要在大致位置上用力按壓，如果按對了位置，就會產生特殊的感覺，比如酸痛、麻癢、電擊感等。雖然人體穴位繁多，但只要按上述原則去仔細尋找，一般不會找錯。

　　除了這些方法，距離的計算也很重要，可以減少尋找穴位的麻煩。中醫裡有一種計算距離長度的方法叫「同身寸」，這個「寸」並不是尺上的標數，它並不是一個固定的長度單位，而是因人而異的。身材高大的人，「1寸」就長一些，身材矮小的人，「1寸」自然就短一些。

　　中醫將拇指中間關節橫向的寬度定義為「1寸」，或者將中指中節屈曲時手指內側兩端橫紋頭之間的距離看做1寸；將食指、中指、無名指三指併攏，以中指第一節橫紋處為準，三指橫量為2寸；四指併攏時橫量的總長度為3寸，以此來計算一些長度，可以很快地找到穴位的準確位置。

　　穴位的位置非常重要，但中醫裡有一句話叫「寧失其穴，勿失其經」，也就是說如果能找到經脈的正確位置，即使穴位找得不準也不會產生特別大的影響。所以大家沒有必要記住太多的穴位，只要掌握了經脈的分佈走行，再記住幾個重要的大穴即可。

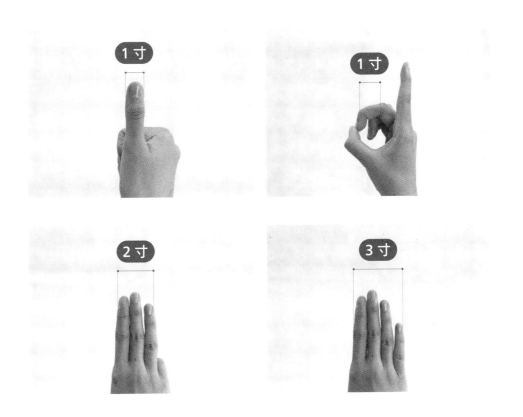

　　頭面頸肩部有一些比較重要的穴位，比如百會、陽白、頭維等。因為部位特殊，這些穴位用拳輪輕叩的手法或彈法為主，不能太用力，但意義是一樣的。

　　小腹面積不大，一般一隻手掌即可將這些穴位全部包覆在內，拍打起來非常方便。以補虛為主時，最好採用輕手法，用緩和的力度，平穩的節律，因為這樣更利於腎氣的充盛，屬於補法。用力拍打多是為了疏通經絡，偏於瀉法。

　　腹股溝是大腿和軀幹連接的位置，足三陰經和足陽明胃經都從這裡經過，是氣血通行的重要部位，主要包括氣沖穴、沖門穴、急脈穴等穴位。腹股溝有大量的淋巴結，還有很多血管、神經走行其間，和外生殖器有著密切

的關係，地位非常重要。在中醫理論中，這個區域的經絡走行比較曲折，經氣容易壅滯，因此時常拍打就變得非常有意義。拍打腹股溝區可以治療泌尿生殖系統病症，尤其對於男性性能力有促進作用。還可以疏通下肢經氣，治療腿痛腳寒，改善股骨頭的血供。

四肢肢體肌肉豐富，拍打非常安全，可以將拍打療法的重點放在四肢上。軀幹上的穴位很多，因為經脈的走行大體上是縱向的，所以循著經脈上下拍打即可刺激這些穴位。

後背較高位置上的穴位因為位置特殊，所以不易用常規方法拍打。可以採用反手拳背叩擊的手法，或者採用「靠背」的方式撞擊刺激，比如撞牆或是撞樹。

告訴大家一個規律，即陽經的穴位主要起到局部治療作用，而陰經的很多穴位可以循經遠傳，治療遠端病症，或是內臟病症。根據這個規律，在治療肢體僵硬、疼痛、麻木等症狀時，便可以主要選擇陽經上靠近病灶的穴位；治療內臟疾病和遠端部位的病痛，便可以主要選擇陰經上遠離病灶的穴位。當然，這個規律並不是絕對的。

◎ 六、拍打順序要記牢 ◎

　　嚴格來說，拍打是很隨意的，並沒有固定的順序，拍打的順序要依個人的習慣而定，不能過於刻板統一。但是為了防止遺漏，設定一定的順序還是有必要的，下面是我拍打的習慣，如果能夠遵循這個順序，便不會有遺漏，而且這個順序之中又有一定的醫學意義。

　　從上到下，按頭頸、上肢、軀幹、下肢的順序拍打。
　　頭部和軀幹要從前到側，再從側到後，這主要是為了拍打方便。
　　四肢和軀幹部位不方便兩側同時進行時，則要先左後右。

　　首先，頭為諸陽之會，手、足三陽經均經過頭部，所以先拍打頭部可以最大程度振奮陽氣，從而引領周身氣血，為後面的拍打做準備，同時又能使精神集中。
　　人體陰陽二氣的分佈是陽氣位於上，陰氣位於下，而清陽先升發於上便有利於促使濁陰沉降下行，所以拍打順序最好從上到下。先左後右是因為人體正氣是左升右降，氣機之升主要是由左側引領的，氣機之降主要是由右側引領的，所以先拍打左側更有利於引領氣機的正常升降。

1. 頭頸

頭正身直聚精神，微擺脖頸微拔伸。

雙手搓熱乾洗臉，從前到後力均勻。

拇指分開顧耳門，行至後腦池府輪。

輕輕拍打臉緋紅，頭頂百會稍重震。

前額拳眼頜拳面，頰車耳前用拳輪。

頭維陽白可彈動，腦後部位彈空音。

◉ 拍打前先揉搓

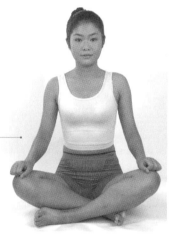

取坐姿，挺直腰身

1
—— 取坐姿或站姿，但無論是哪種姿勢，
都要把頭放正，身體挺直，精神集中。

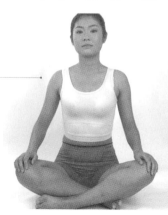

頸部向上挺伸

2
—— 先微微搖晃頸部以疏通頭頸經絡氣
血，然後將頸部挺伸，有一種向上伸、向
上拔的感覺，想像頭頂可以碰到天。

雙手搓熱

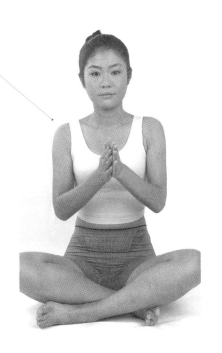

3
—— 接下來將雙手搓熱，使掌心的氣血
奔騰活躍起來，然後按從前到上，再從上
到後的順序輕搓面部，力度均勻適中。

　　雙手發熱是很有必要的，可以刺激
接觸部位的皮膚，誘使接觸部位的氣血活
躍起來。氣血因熱而行、因寒而凝，要想
疏通經絡要有一定的熱度，所以搓熱掌心
在拍打動作之前不可少。

按從前到上搓臉部

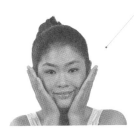

4
—— 從前到上、再從上到後的揉搓順序是因
為頭面諸脈的走行大都是縱向的。

從上到後搓臉部

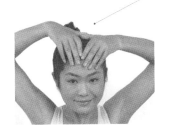

5
—— 搓臉的時候，兩手拇指要展開，用拇指
指腹搓臉的側面，途中要顧及耳朵，將耳門、
聽宮、聽會三個穴道揉開，行至後腦時要著重
按揉風池和風府兩穴。

雙手拇指按揉耳門穴

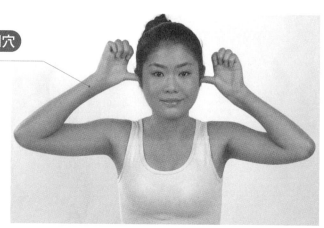

6
—— 上述搓洗動作雖然不是拍打，但可以為拍打治療打下良好的基礎，是非常必要的準備工作。

手掌拍打腮部

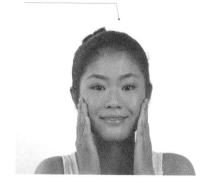

手掌心拍打頂心百會穴

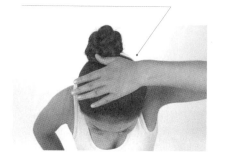

◉ 頭面部掌拍法

搓洗過後便可以輕輕拍打臉部（以腮為主），逐漸加力，以輕度疼痛為度，臉部毛細血管會因為拍打而擴張，血液循環加快，面色緋紅潤澤。

1
—— 頭面大部分區域肌肉較薄少，腮部肌肉相對豐厚，是拍打的重點區域。足陽明胃經主要循行於腮部，拍打腮部有利於胃氣和降。

2
—— 百會穴為一身之極頂，可以提引周身之氣。如果氣脫昏暈，灸百會穴可以提氣血，以上榮頭面、促其甦醒。拍打也可以起到相類似的效果，堅持拍

百會穴，可以達到精神旺盛、思維活躍的目的。拍打百會穴力道以不造成頭暈為標準。

● 頭面部拳頭叩擊法和彈擊法

前額、下頜、耳前等部位以骨骼支撐為主，可以用拳法叩擊法和彈擊法。

● 前額部位最適合用拳眼叩擊

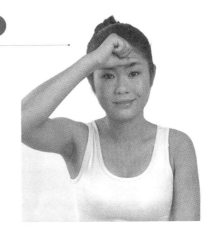

拳眼叩擊前額

拳眼是握拳時拇指方向的位置，在虎口之前，方便收臂時觸碰前額。

雙手輕握拳，雙臂交替回收叩擊前額，微微閉目，體會頭部震動的感覺，以不感到頭暈為度。

● 下頜部位則適合用拳面叩擊

拳面是握拳時最前面的部位，面積較大，比較平整，且收臂時其方位最方便去觸碰下頜。

拳面叩擊下頜

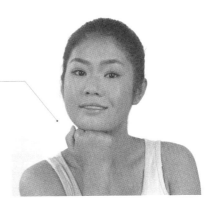

叩擊時輕輕咬緊牙齒，力度要輕。如果叩擊手法正確，時間長了口腔內會分泌出唾液，可待唾液積累滿口時慢慢將唾液咽下，有滋潤氣血的作用。

🌑 拳輪叩擊耳前部位

耳前對應頰車、聽宮、聽會、耳門等穴。這個位置可以用拳輪叩擊。拳輪由握拳時小指圍成，叩擊耳前部位時最方便。

左右手用拳輪叩擊耳前部位

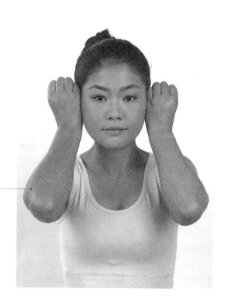

叩擊時左右手交替進行，手法要輕，有時會有輕微的耳鳴現象，不要擔心，一般短時間就會消失。

🌑 彈擊頭面部穴位

頭面部的穴位適合用彈擊法，彈擊法本質上就是拍打法，只是接觸面積較小。主要穴位有兩額角髮際線處的頭維穴（足陽明胃經），兩眉中間正上方的陽白穴（足少陽膽經），及腦後部位重要的穴位，比如天柱、玉枕、風池等。

彈擊風池穴時，先用手掌將耳朵堵住，再將食指疊在中指上面，食指向下彈出，以食指指腹拍擊穴位。雙側可同時進行，也可以交替彈擊。彈擊時微閉雙眼，靜心感受。因為耳朵被堵住，彈擊時會聽到

彈擊風池穴

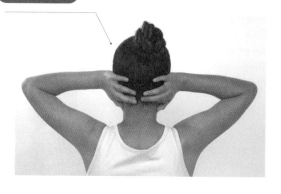

「空空」的聲音。如果手法好也常會產生唾液，可將唾液分三口慢慢咽下。

● 頸項部位拍打法

因為頸項部易發生氣血不暢的情況，下面介紹一下頸部的拍打方法。

> 雙手頻拍後頸部，發熱膚紅輕敲鼓。
> 脖頸兩側用力拍，頸前輕彈一線路。

先低頭突出後頸，雙手拍打，拍打到皮膚發熱。因為頸部沒什麼肌肉，以骨骼和韌帶為主，所以拍打時如同在輕輕敲鼓，腦部可以感受到比較明顯的震盪效果。

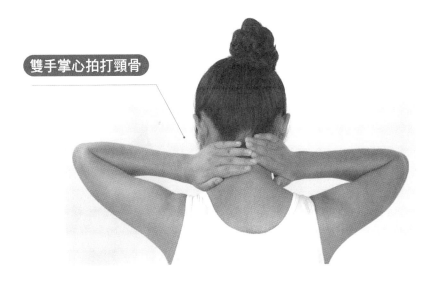

雙手掌心拍打頸骨

1
—— 頸側部位可用同位手的手心拍打，但是因為角度問題，需要側頭才能完成，所以我常換手拍打，即先用右手叩打左側，再用左手叩打右側。

2
── 頸側部位肌肉比較豐厚，所
以拍打時可以稍微用力。

先用右手叩打左側頸部

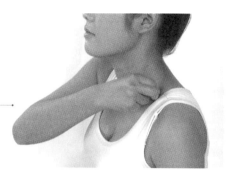

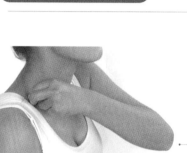

再用左手叩打右側頸部

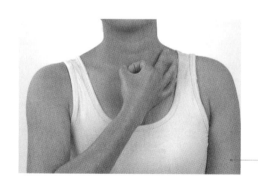

3
── 頸前正中是任脈的循行路線，
但沒有什麼肌肉，不適宜拍打，可
以改用輕彈法。

輕彈頸前正中的任脈

2. 上肢

手臂內側肩向手，手臂外側手向肩。
雙手抱肩甩著拍，腋下手背輕輕震。

1
—　上肢拍打比較簡單，手臂內側拍打的方向是從肩膀朝向手。手臂內側
走行的是手三陰經，手三陰經從胸走手，中間經過肩，所以從肩拍到手是順
著經絡方向的。

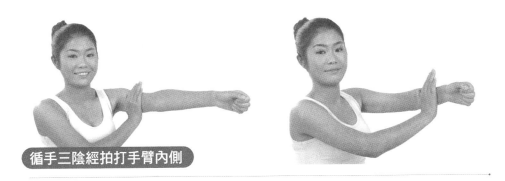

循手三陰經拍打手臂內側

2
—　手臂外側是手三陽經的部位，正常走行方向是從手到肩，所以拍打順
序是從手朝向肩。

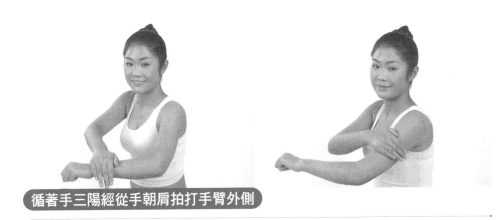

循著手三陽經從手朝肩拍打手臂外側

3
—— 手臂到肩膀都容易拍打，但
是肩膀稍靠後的位置不容易搆到，
可以採用雙手抱肩的姿勢。這個姿
勢類似於跟自己擁抱，此時右手掌
心正好扣在左肩上，左手掌心正好
扣在右肩上。

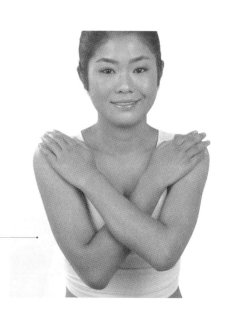

雙手抱肩

但這個狀態下手臂是端著的，
如果還像平常那樣拍打比較累，可
以用甩手法拍打，這個動作雖然幅
度比較大，但主要用的是大臂肌肉
而不是小臂肌肉，不僅不太累，還
能加大拍擊力度。

手背拍腋窩

4
—— 全都拍完之後再拍腋下，腋
下不好拍，因為它是凹進去的，如
果用空心掌去拍效果不好，而且腋
下神經非常敏感，痛覺敏銳，太用
力則無法耐受。所以我一般改用手
背，這樣一來不但手形適合，力道
也能自然而然地減輕。

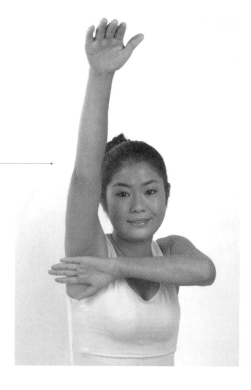

3. 軀幹

胸部肉厚響如鼓，女子乳房勿碰觸。

大腹拍打肉震顫，腸鳴聲響矢氣出。

小腹輕拍精氣固，丹田受震熱氣足。

若有津液口中出，三次吞下送丹爐。

　　胸部肌肉比較結實，可以用力拍打，聲音如同敲鼓，但是女子乳房不便用力拍打。腹部一般有很多脂肪，比較安全，可以用力拍打。

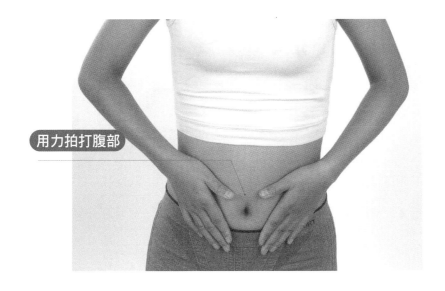

用力拍打腹部

　　此時腸腑受到刺激，腸蠕動會增強，腸中廢氣會被催動下行，矢氣增多。只要環境允許就不要忍著，把廢氣排出來是非常有必要的。有時效果比較好，還可以產生便意，對於治療或緩解便秘很有效。

　　小腹痛覺神經比較豐富，不能用力擊打，是丹田的所在區域，且與腎氣相應，輕輕拍擊可以振奮腎氣，固護精氣，拍打時一般會感覺小腹發熱。此外，丹田部位是元氣生發之所，元氣受到震盪之後，可以循三焦上行，一路灌溉諸臟腑，甚至可以上行到頭面，入五官。所以有時可以促使口中生出很多唾液，道家稱為「玉液」，這是氣息上下貫通的徵象。此時千萬不要把唾液吐掉，要分三口將唾液咽下，想像唾液走行胸腹內諸臟腑，一路滋養布散，最後直降至丹田。道家稱丹田為爐鼎，是生內丹的地方。

> **中線拍打避鳩尾，上下連續往來回。**
> **橫向拍打顧帶脈，左右開合循腰圍。**
> **側身拍打章京穴，力度適中護脅肋。**
> **曲臂內拍如振翅，微覺脹痛勿傷肺。**

　　在胸腹部位，中線的任脈和腰部的帶脈非常重要，可以單獨進行拍打。任脈在正中線，而足少陰腎經、沖脈等經脈緊挨中線兩側循行，這些經脈的走行方向，有的由上向下，有的由下向上，所以要上下來回拍打。但鳩尾穴比較脆弱，要儘量回避，不能用太大的力道。

1
—— 帶脈環腰而行，左右來回拍打，力量可以適當大一些。

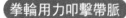
拳輪用力叩擊帶脈

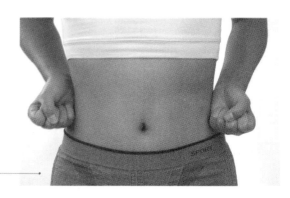

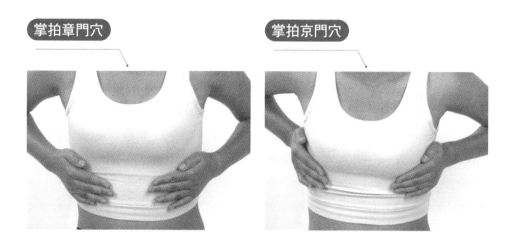

掌拍章門穴

掌拍京門穴

2
身體側面主要走行肝膽經，對於調暢氣機非常有意義，拍打帶脈之後可順勢拍打身體側面的穴位，以章門和京門兩穴為主。

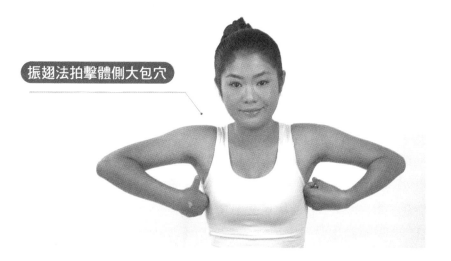

振翅法拍擊體側大包穴

3
最後拍打體側的大包穴，最好用振翅法，將手臂屈曲起來，像鳥拍打翅膀一樣拍擊體側。振翅法力道相對較大，所以要集中精神，呼吸和緩，力度適中，微微感覺有些不適感，有些脹痛就可以了。

後背撞牆震膀胱，督脈亦在中間藏。
彎腰拍打腰間穴，漸漸生熱防風傷。

　　前面和側面拍完之後還剩下後背，自己拍打後背非常不方便，所以可以用撞牆或撞樹的方法。後背主要有兩條經脈，一條是督脈，在正中線，督脈總督一身之陽，非常重要；另一條經脈就是足太陽膀胱經。

　　足太陽膀胱經是人體最長的經脈，穴位最多，走行路程最長，覆蓋範圍最廣，涉及面積最大，主一身之藩籬，為一身之表，有護外防邪之功。外邪侵襲人體，尤其是風寒之邪，一般先從膀胱經切入，然後才逐步傳裡。所以足太陽膀胱經就相當於戍邊的軍隊，其氣血應當充盛且固秘，否則虛邪賊風會乘虛而入，百病叢生。

　　足太陽膀胱經左右各有一條，在後背每條主線又分為兩條，所以後背的膀胱經其實一共四條，可見其覆蓋範圍之廣。撞後背不但可以強健肌肉，還可以震盪經氣，等氣血平復之後，增強固秘之性。後背也有很多要穴，主要是督脈、膀胱經上的穴位。因為位置特殊，需要彎腰才便於拍打。拍打可以疏通經氣。經過拍打還會逐漸產生熱度，可以固護精氣。

彎腰拍打督脈

　　拍打時一定要注意保暖防風，因為經氣受到震動之時，氣血必定會暫時浮泛飛揚，毛孔也會張開，則其固秘之性暫時變差，失於固護之性，直到經氣安穩下來才比較安全。

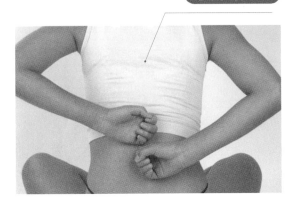

4. 下肢

臀部拍打肉震顫，中指彈擊尾閭尖。

五指伸展蓋三位，股溝兩胯四頭全。

拍胯叩腿捶股溝，捶法拍法互更換。

膝蓋周邊掌心空，拍打三里肉發酸。

架起四字拍小腿，大腿內後一併算。

拍打腳背漸麻木，勿忘手背打湧泉。

1
—— 臀部脂肪非常厚，可以用力擊打，主要刺激環跳穴。

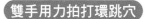

雙手用力拍打環跳穴

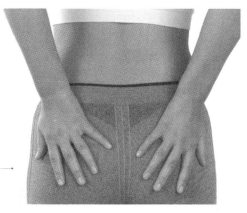

食指彈擊長強穴

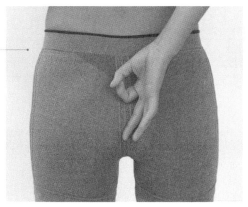

2
—— 兩側臀部中間後正中線的位置是凹進去的，拍不到，可以改用食指或中指彈擊。後正中線最末端的部位便是尾閭，也叫長強穴。

3
━━ 然後五指伸開拍打大腿。
此時手掌覆蓋面積大，可以覆
蓋腹股溝、兩胯和股四頭肌
（股四頭肌就是大腿正面最厚
最大的那塊肌肉），這樣拍打
就可以同時刺激這三個部位，
效率較高。當然，這三個部位
所延展的區域是很廣闊的，僅
憑一隻手掌自然無法完全覆
蓋，所以接下來要分開拍打。

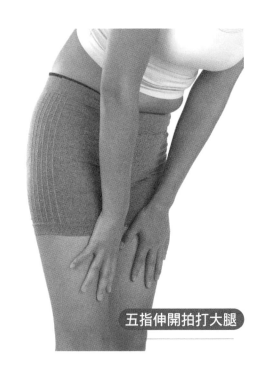

五指伸開拍打大腿

手掌拍打胯部

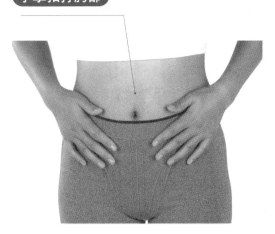

4
━━ 胯部肌肉比較薄，骨骼比
較表淺，但是關節比較結實，
面積也寬大，可以較為用力地
拍打。而股四頭肌用拍法和空
心掌叩法均可，這個部位肌肉
豐富，可以稍用力拍打，將皮
膚拍打至發紅發熱。

5
—— 腹股溝區比較柔嫩且神經豐富，不能用力擊打。如果採用坐姿，腹股
溝區是凹進去的不方便拍打，所以我習慣握拳捶打。如果採用站姿或是仰臥
位，拍打的效果也很好。

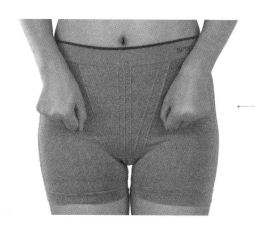

握拳捶打腹股溝區

掌心拍打髕骨

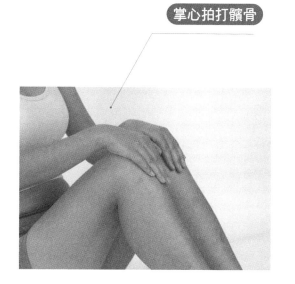

6
—— 髕骨沒有豐富的軟組織
保護，神經也較敏銳，可以採
用掌心拍打。因為形狀特殊，
拍打時要將手掌變成碗狀，同
時屈腿使膝蓋凸出。

7
—— 再向下是小腿，先拍打
足三里穴，附帶拍打小腿外側
肌肉，效果比較好的時候，會
有酸痛感。

8

—　在坐姿時，將小腿架起來，放在另一側大腿上，呈阿拉伯數字的「4」字形，這時大腿、小腿的內側和後側都比較充分地暴露出來，可以用力拍打。

9

—　最後是腳部。腳背雖然沒有豐富的肌肉，但對疼痛並不敏感，可以稍用力拍打，直到感覺腳背發麻。

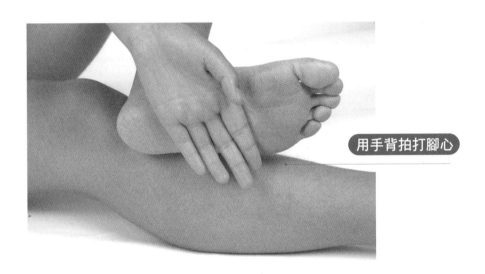

用手背拍打腳心

10

—　腳心是向上凹的，所以用手背拍打比較合適，尤其是湧泉穴。人的腳部匯聚了很多經脈，且肌肉不豐，所以經絡比較表淺，拍打腳部舒通經絡的作用更佳。

　　以上便是我的拍打順序，但這並不是唯一的順序，大家可以按照自己的習慣形成固定的做法。

◎ 七、時間頻率需適當 ◎

　　前文提過，拍打可以啟動經脈氣血，但氣血長時間受到刺激，過於活躍也不是什麼好事。一來可能會損耗氣血，二來會使經氣失去固秘平穩的狀態，從而導致生理功能紊亂。而如果拍打不足就起不到明顯的效果，因為對氣血激發的程度不夠。

　　換句話說，凡事都要有一個限度，過度不行，不足也不行。所以拍打要有適當的時間頻率，不過並沒有明確的量化標準，而是因人而異的。概括來說，正常的拍打刺激相對而言還是比較弱的，要積累較長的時間才能真正起效，「預熱」時間比較長。所以拍打的量可以多一些，一般情況下不會造成過度。

1. 養成每天拍打好習慣

　　人體的經脈氣血一天運行一個周天，每一天氣血都從始點經過複雜的運行最終再回歸到起點。最好養成每天拍打的好習慣，透過外力對經脈氣血的運行進行積極主動地影響，久而久之便能形成規律。

　　可以選擇在每天早晚各拍打 1 次，如果病情較為嚴重者，可以每天早中晚各 1 次，至少要每天 1 次，否則效果就不明顯了。大家一定不要因為嫌麻煩而偷工減料。一般來說，人形成一種習慣需要 21 天，所以一定要堅持。一旦形成了習慣，如果到時不拍打，心裡都會感覺不舒服。

2. 拍打時間要記牢

◉ 身體健康的你

每次在拍打頭部、肩膀、腋窩、肘部和膝蓋等部位的時候，保證每處1～5分鐘即可，每天拍打次數也不用過多，維持 1～2 次便可以了。

◉ 亞健康狀態的你

某些身體部位功能不佳，除了要拍打上面所提到的各個保健部位之外，還應該在病灶處增加拍打時間，一般要保證每處拍打時間在 5～30 分鐘，一天至少拍打 1～2 次。

◉ 有明顯病灶的你

除了要拍打保健部位之外，還應著重拍打病灶處，時間至少為半小時。例如患有肩周炎、頸椎病、腰腿疼痛、頭痛失眠等病症的患者，可以著重拍打患病部位。

◉ 手臂無法上舉，腿不能行走，或者患有心臟病、高血壓、糖尿病、癌症等疾病的你

可以將所有需要拍打的保健部位以及病灶周圍的部位都拍打 1 小時以上，每天拍打的次數也增加為 1～3 次，等到病情有所緩解的時候，再斟酌減少拍打的時間與次數。

3.身體狀況有好轉也要繼續堅持

通常情況下，在拍打幾次之後，身體的情況會好轉，也不再像以前一樣容易出痧，但此時仍應該繼續堅持拍打，無論是否出痧。拍打對身體是有好處的，不僅可以疏通經絡，還能達到保健治療的功效。

因為人的自我感覺和疾病的程度並不總是成正比的，有時病勢未去，已經不再難受了，此時如果放棄拍打，其實是給疾病提供了捲土重來的機會，是非常不明智的。

4.拍打的時間頻率無絕對，因人而異

雖然我提供了一套拍打的時間頻率建議，但僅供大家參考，拍打的時間頻率並沒有固定標準，都是因人而異的。最適合自己的標準才是最好的標準，所以大家可以以自我感覺為標準，最起碼要做到拍打後比以前舒服，要求再高一些則要做到周身舒暢、神清氣爽、微微出汗、口中生津、呼吸順暢、心氣安穩、睡眠充足、手腳暖和。

◎八、動作要領謹遵守◎

　　前文提及過拍打療法的手形，主要有掌法、叩法、拳法和彈法，本節
進行詳細介紹。

<blockquote>
拍打掌法最常用，掌擊生痛氣血升。
寬平厚實用力拍，經氣活躍血速行。
叩法手凹如懸空，更易震顫皮肉動。
深邪鬆解浮於表，出痧散痧病安寧。
</blockquote>

1. 掌法

　　這些手法中，掌法最簡單也最常用，一般用在面積較寬大、皮下軟組
織比較豐富厚實的部位。掌法分為兩種，一種是平掌法，另一種是叩法，這
兩種掌法最適合震動鬆散掉深處的邪氣，使邪氣浮散達表，易產生痧疹。

平掌拍打大腿

1
── 將五指略分，掌
心平整，用於拍打胸、
腹、腿等較為平闊的體
表區域。

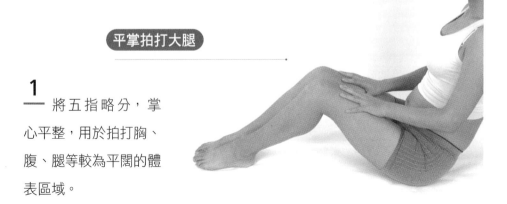

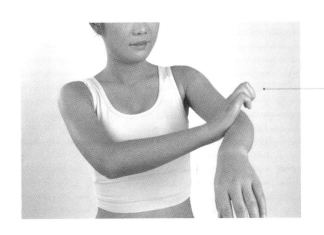

掌扣手臂

2
—— 將五指併攏，掌心
凹陷懸空，叩法能增加震
顫感。

2. 拳法

　　拳法雖然只有一種握拳的手形，但可以根據不同的情況應用拳頭的不
同部位。拳頭分為拳面、拳輪、拳背、拳心和拳眼。

　　拳分面輪背心眼，曲折關節大凹陷。
　　腋膕肘窩腹股溝，指鬆空心方震顫。

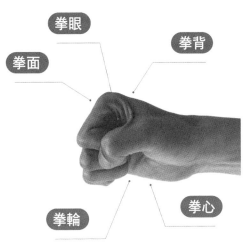

拳眼

拳背

拳面

拳輪

拳心

1
—— 拳法手形較小，和身體的接
觸面積自然也小，一般用在身體凹
陷部位，主要是腋窩、膕窩、肘窩
和腹股溝。

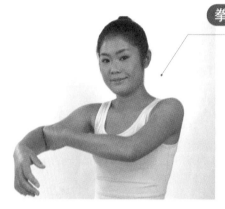

拳打肘窩

2
—— 拳頭雖然象徵著力量和硬度，但在拍打療法中，震顫的效果更好。握拳時要成空心拳，同時五指放鬆以便互相撞擊，這樣能製造出更好的震顫感。

3. 彈擊法

彈擊法是一種變相的拍打法，主要用於一些小面積的凹陷部位，手掌難以充分接觸，常是骨多肉少之處。

小坑凹陷掌難觸，手指彈擊用力足。
重要穴位亦如是，或須輕彈方不誤。

拍打穴位時宜用彈擊法，用力彈拍以刺激穴位。但有些重要的穴位不能太用力，否則可能會造成損傷。

手指彈擊手腕

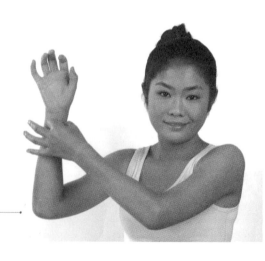

◙ 九、拍打時的注意事項 ◙

1. 注意放鬆

拍打前要活動一下手腕，拍打時全身要放鬆、自然，不要緊張，頸直胸挺，呼吸平穩，排除雜念。

2. 拍打時用力要適當

應先輕後重、先慢後快、快慢適中、不宜過猛，一般有熱、脹、酸、麻的感覺即可。有病變的關節肌肉處用力可稍大些，節奏可稍快些。拍打胸腹部時動作要稍輕，不要重拍重捶，以防損傷內臟。

3. 循序漸進

拍打時應循序漸進，持之以恆，周到全面，不可東一下西一下地胡亂拍打。年老體弱者不能 1 次拍完，中間可以休息一下。拍打最好安排在早晨起床後進行。

4. 輕為補，重為瀉

如果身體臟腑存在實邪，可以拍打至起痧；而對於身體虛弱的人，適當拍打即可，不必強求出痧，能保持經絡通暢即可。四肢拍打可以稍微用力，

除了採用大面積掌法拍打外，還可以採用捶打或用五指指尖點擊的方式，更有針對性。

5.拍打時應避風寒

拍打時不可用電扇或空調直吹，以免風寒之邪透過開泄的毛孔進入體內，引起新病。非用空調不可，必須用最小風力，升高溫度，在26℃以上。

6.拍打後要喝水補充水分，不要立即洗澡

拍打前後飲用薑棗茶最好，也可飲熱水，可適當補充消耗的水分，防止頭暈疲勞，促進新陳代謝。拍打後不要立即洗澡，1小時後方可溫水淋浴，切忌用涼水，少用沐浴乳。

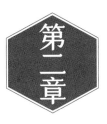

第二章

拍打保健養生，防患未然身安康

《黃帝內經》強調不治已病治未病，在身體沒有疾病徵兆時，或僅有小病小痛之時就著手處理，會省去很多麻煩。保健養生是一種積極的意識，防患於未然才是王道。

◎ 一、健脾養胃 ◎

　　中醫認為，脾胃屬土，居中央，為後天之本，既可以長養萬物，又可以承載接收萬物。

　　胃主腐熟，脾主運化水穀精微，脾胃可以灌溉五臟六腑，滋養四肢百骸。胃的氣機主降，如果胃氣虛則食欲缺乏，胃氣不降則噁心、嘔吐、胃脘脹滿疼痛。

　　脾主升清，運化水濕。脾藏五味，上涉五官清竅。如果脾氣虛則不能升清，頭面失於滋養，水穀不能運化，消化功能亦受影響。常出現頭暈發昏、鼻塞、嗅覺減退、口中無味、腹瀉、腹脹、水腫、肢體沉重、痰多、便秘等。脾屬陰臟，胃屬陽腑，其氣一升一降，互為表裡，共主肌肉、手足四末。

　　如果脾胃氣陽不足，可能出現消瘦、手腳發冷的症狀。當大家出現這些症狀的時候，最有可能的情況就是脾胃虛弱、升降失常。此時可以透過拍打療法健脾養胃，助養後天之本。

　　治則：健脾養胃。

　　經穴及部位：脾經、胃經。其中，隱白、三陰交、胃脘區、臍周、足三里尤為重要。

1. 脾經

　　足太陰脾經起於腳趾內側，循腳
內側上小腿，先走中線，上升到內踝上
8 寸之後，走向前緣，此後一直沿著大
腿內側前緣上升，到腹股溝沖門穴附近
穿入腹部。在體部還有一條分支，大致
沿著側腹、側胸向上升，到達肩前，向
外側轉折，最後止於大包穴。

　　前面提及過，陰經的特點是遠端
傳輸效果明顯，所以脾臟雖然在腹腔裡
（中醫的脾是一個功能單位，和西醫的
脾不完全一致），但拍打足太陰脾經可
以調理脾。

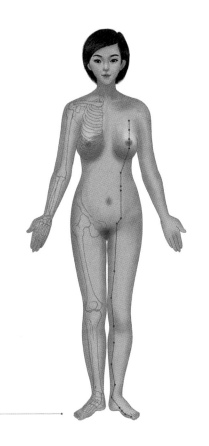

脾經

● 開始操作

　　拍打脾經的方法並不固定，只要
沿著脾經的循行路線拍打即可。

坐姿手撐地

1 取坐姿，雙腿前伸，雙手支撐在
身後，身子挺直，做幾次深呼吸。

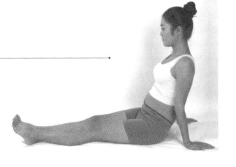

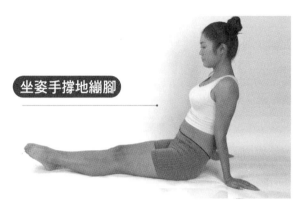

坐姿手撐地繃腳

2
—— 輕伸雙腿，繃直腳背，再用力勾腳，目的是拉伸腿部肌肉，從而初步刺激腿部經絡。

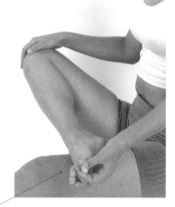

3
—— 將右腳搬到左腿上，左手找到右腳趾甲根內側，這裡是脾經的第一個穴位——隱白穴。此外，隱白穴是脾經的起始穴，是井穴，意思是經氣開始生發的地方，所以著重刺激隱白穴可以為後面的拍打建立良好的基礎。

拇指按揉隱白穴

中指用力彈擊隱白穴

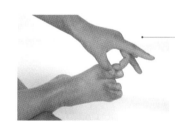

4
—— 用左手中指用力彈擊隱白穴 10 次，感到穴位發酸發脹。經絡敏感者會覺得腳趾發熱，甚至熱氣上行至腳踝。

拳背叩擊腳內側

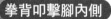

5
—— 左手成拳，用拳背用力叩擊右腳內側 100 次。

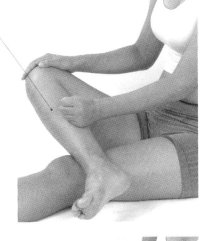

拳輪叩擊三陰交穴

6
── 找到三陰交穴,左手成拳,用拳輪
叩擊三陰交穴,先慢後快,力度漸增,
共叩擊 100 次。此外,三陰交穴是脾
經的要穴,其氣通達於足三陰經,不可
忽視這個穴位的重要性。

7
── 雙手成空心拳,交替叩擊小腿內
側,直到皮膚發紅發熱。速度要先慢後
快,手腕放鬆,要有震顫感。

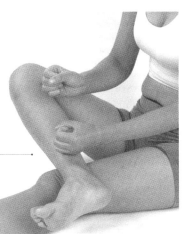

拳叩小腿內側

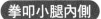

8
── 步驟 3~7 換左側重複操作一遍。

振翅法拍擊體側大包穴

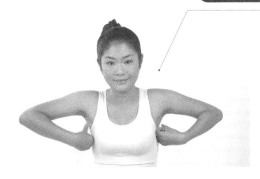

9
── 坐起,用振翅法內振兩
側的大包穴,約 50 次。呼吸
要和動作配合好,精神要集
中,可以減輕內振時帶來的不
適感。

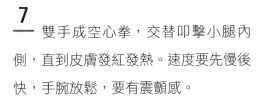

拍打腹股溝區

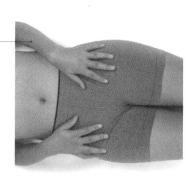

10
— 仰臥，雙手五指略分，成平掌，用
力拍打大腿內側。然後力度略減，拍打腹
股溝區，次數不限，直到局部發熱。

注意事項

拍打時需要注意，拍打的目的是為了振奮經氣，益氣生血，
但過度拍打很容易導致氣血損耗。所以拍打不能太用力，時
間不能太長，不過可以多次拍打，但中間要間隔一定的時間，
同時注意保暖防風。
要以所拍打部位產生輕度疼痛、發熱、酥麻等感覺為佳，一
旦產生這些感覺就可以停止，等感覺消退之後，讓氣血充分
安歇回復，再開始第二輪拍打。

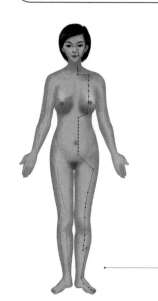

胃經

2. 胃經

　　足陽明胃經是陽經，陽經上的穴位受刺激時
遠端傳輸效果較差，所以治療脾胃虛弱時不必拍打
胃經全部路線，選擇離胃腑比較近的體表位置和一
些穴位即可。主要包括胃脘區、臍周、足三里穴。
胃脘區即劍突下巴掌大的一片區域。臍周即
肚臍兩側，足陽明胃經從此區域經
過，左右兩條經脈主線平行，各自
離正中線約 2 寸。

　　臍周區域在中醫裡又稱為「大腹」，同時也是脾經的分野，內連腸腑，所以刺激此區域也可以啟動脾經經氣、刺激腸蠕動。

　　足三里穴在膝下四指，脛骨外一橫指的位置上。

● 開始操作

1 仰臥，雙手成平掌，左右交替拍打肚臍旁邊的大腹（也是帶脈的位置），以發出鼓音為佳。力度先輕後重，以可以耐受為度。拍打次數不固定，一般以 36、72 或 108 等數位為標準。

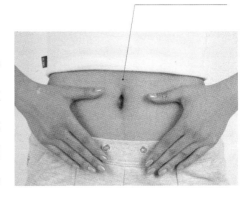

掌拍臍旁帶脈

拳心叩擊胃腕區

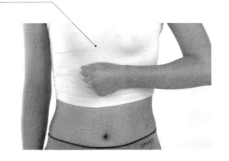

2 雙手變拳，用拳心叩擊胃腕區。力度仍是先輕後重，要注意回避劍突，這個動作對於進食過多造成的胃部脹滿效果很好。但吃得太多時，力道要適當減輕。

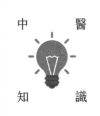

中醫知識

36 下也好，72 下也罷，都並沒有什麼深意。古人將這些數字說得非常神秘，其實多幾下少幾下影響不大，心裡默數數位的目的只是為了讓人精神能夠集中；在拍打時，很多人都會感到胃腸蠕動增強，出現咕嚕嚕的響聲，在中醫裡這是胃氣暢通的表現；這種手法雖然簡單，但效果非常明顯，可以緩解胃脹、胃痛等症狀，過後會感覺非常輕鬆。

3

—— 坐在椅子上，雙腿自然下垂
接地，俯身找到足三里穴，用雙手
拳輪同時叩擊兩側足三里穴，各
20 次，效果好時會感覺穴位非常
酸脹，甚至可以周身出汗。

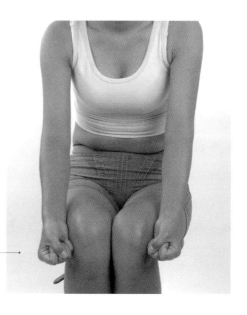

拳輪叩擊足三里穴

4

—— 休息片刻，改用拳心叩擊，
各 20 次。

拳心叩擊足三里穴

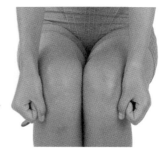

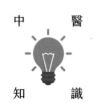

中　醫
知　識

細心體會會發現，用拳輪和拳心叩擊足三里穴的感受略有不
同。用拳輪時力度更集中、更深入，而用拳心則更易產生震
顫。前者偏於刺激胃氣，屬遠傳效應，而後者則偏於疏通腿
部經氣，屬局部效應。此外，前面說過，陽經遠端傳輸的效
果不太明顯，但是足三里穴非常特殊。刺激足三里穴可以調
理胃腑，而且足三里穴有顯著的補虛作用，不但可以強胃健
脾，還可以強壯身體，增強抵抗力。

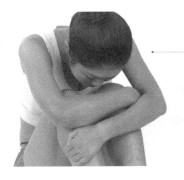

抱膝低頭

5
—— 休息片刻，雙腿屈曲、併攏，
雙臂環抱住小腿，用力抱緊，頭埋
在兩膝之間。

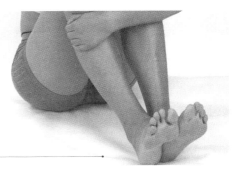

6
—— 兩腳上勾，小腿用力繃
緊肌肉，深呼吸 10 次。

兩腳上勾

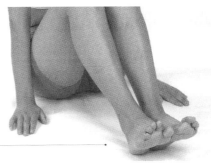

7
—— 抖動雙腿，放鬆肌肉。

抖動雙腿

注　意
！
事　項

吃得過飽時，不要用力刺激胃脘區，以免加重不適感，甚至
造成嘔吐、胃痛。拍打足三里穴可以稍微用力，因為此處肌
肉比較豐厚，要將肌肉拍得酸痛酥麻效果才好。如果震顫手
法用得好，這種感覺可以傳至整個小腿外側，其實就是循經
感傳效應，這說明經絡暢通了，經氣流通速度加快了，更有
利於胃腑的強壯。

◎ 二、疏肝解鬱 ◎

　　肝主疏泄，喜條達，惡抑鬱，其氣升發，可以調理全身氣機，調暢情志，主謀慮，與胃病和女子月經也有密切關係。

　　肝氣最易受抑，因為總會有很多事情讓我們情緒不能抒發，情感不能暢快，志向受到抑制，中醫稱為「情志不遂」。此時便常導致情緒異常，可能引發焦慮、煩躁、憂鬱，如果憂鬱過重，還可能鬱而化火，導致脾氣暴躁。而肝氣鬱時還可致全身氣機不暢，出現耳鳴、胸脅脹痛、失眠、多夢等病症，這些症狀女性更為常見。肝氣鬱時，胃和月經兩方面的異常體現得非常明顯。胃屬土，肝屬木，而木常剋土，故肝鬱可橫逆犯胃而致胃脹、胃痛、反酸、胃灼熱、消化不良等病症。女子月經與沖脈有關，沖脈隸屬於肝經，所以肝氣鬱可致月經不調。

　　綜上可知，肝氣鬱時，主要以情志、胃、月經三方面的症狀最為多見，最為明顯。使肝氣舒暢，肝氣有所發洩，此即疏肝解鬱。

　　此外，膽亦屬木，為少陽升發之氣，主決斷，與肝互為表裡關係，常與肝氣配合，同時行使一些重要的生理功能，所以疏肝解鬱時也要將膽腑考慮在內。

治則：疏肝解鬱。

經穴及部位：肝經、膽經、血海穴。其中，大敦穴、章門穴、期門穴、日月穴、京門穴、小腹、脅肋、體側尤為重要。

血海穴是治療血症的要穴，所以月經不調時可以選擇血海穴進行拍打。

另外，因為肝經、膽經都循行於小腹和體側，所以我平時常將兩條經絡並在一起進行拍打，這樣更加方便，效果也更好。

肝經

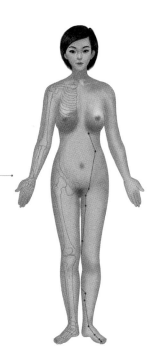

1. 肝膽經

足厥陰肝經起於腳趾趾背的叢毛裡，走腳內側上行於小腿前緣，升到內踝上8寸時，折向小腿中線，一直上升到腹股溝急脈穴附近入腹，一條支線走體表，從小腹上升到兩側直達章門穴，最後止於第六肋間隙，在乳頭正下方。在操作時，肝經循行的部位要全部拍打。

膽經

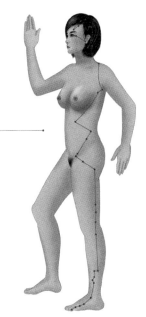

足少陽膽經起於頭側，向下沿頸側至胸前兩側，然後沿身體兩側脅肋部下行至小腹，再沿腿外側下行到腳。膽經是陽經，在拍打時並不取全部路線，以日月、京門、體側、小腹等部位或穴位為主。

◉ 開始操作

分腿

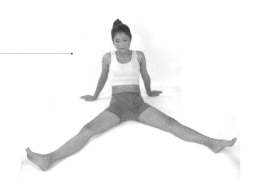

1 —— 取坐姿，雙手支撐在身後，雙腿伸直分開儘量將角度開到最大，體驗大腿內側肌肉被拉伸的緊繃感，同時繃直腳尖，深呼吸 10 秒。

彈擊大敦穴

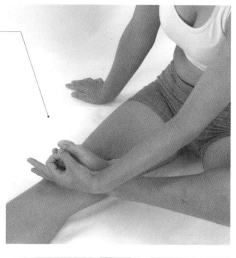

2 —— 將雙腿收回，左腳搬到右腿上，先彈擊腳趾背面的大敦穴。大敦是肝經的井穴，可以振奮經氣。手法不要太重，以出現酸脹感和輕度疼痛感為度，共 50 次。彈擊時拇指要懸空且放鬆，這樣效果更好。

3 —— 用力拍打腳背高處，次數不限，直到感覺腳部發麻。

拍打腳背高處

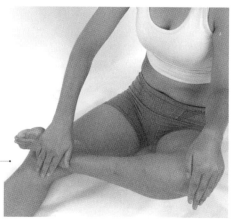

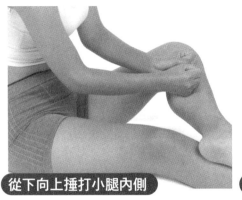

從下向上捶打小腿內側

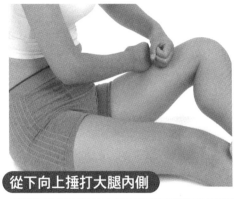

從下向上捶打大腿內側

4
—— 雙手成拳，捶打小腿和大腿內側，位置從下漸漸移向上。每個拳心覆蓋的區域拍打 100 下。力度稍重，以感到輕微疼痛為度。

5
—— 換另一條腿，方法和順序同上。此外，疏肝解鬱是為了調暢氣機，疏通阻滯的氣血，所以震顫感要強，只有這樣才能更有效地刺激經氣，使氣血受到震盪得以激發。

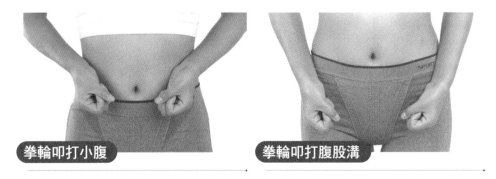

拳輪叩打小腹　　　　　　拳輪叩打腹股溝

6
—— 仰臥，變為「空心拳」，用拳輪叩打小腹及腹股溝部位。此時力道要適當減輕，因為小腹痛覺較敏感。但震顫感不能減退，手要進一步放鬆才能加強震顫感。

7
— 取站姿，身體彎向右側，將左
腰肋向左凸出。左手拍擊左脅肋。
力度由輕至重，以疼痛可以耐受為
度，共 50 下。

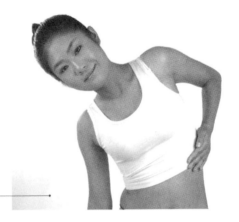

左手拍擊左軟肋

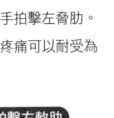

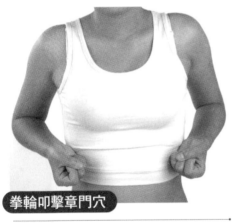

拳輪叩擊章門穴

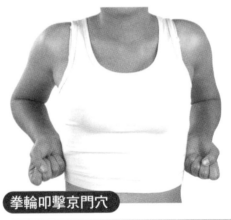

拳輪叩擊京門穴

8
— 找到章門穴和京門穴的大致區域，手成拳，用拳輪叩擊這兩個穴位，
共 50 下。力度要輕，以感到輕微脹痛為度。

9
— 手成拳，用拳輪叩擊期門穴和日月穴所在區域。力道漸漸加重，以出
現輕度酸脹疼痛感為度，各叩擊 50 下。叩擊時配合深呼吸，精神要集中。
期門穴和日月穴分別在第六、第七肋間隙，乳頭正下方。這兩個穴位非常重
要，期門是肝的募穴，日月是膽的募穴，可以直通肝膽氣。

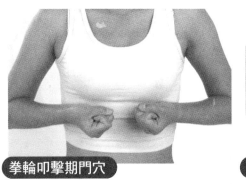
拳輪叩擊期門穴

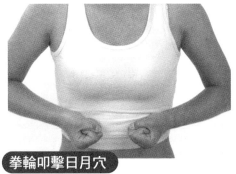
拳輪叩擊日月穴

10 坐起，用振翅法振動身體兩側，呼
吸要平穩，震盪感要明顯，共 20 次。

　　肝氣鬱的患者有時可有明顯的胸脅
肋等部位脹痛（古人所謂的「脅」，是胳
膊內側所對應的側胸部，即軟肋的上方，
大包穴所在的區域），是肝鬱的典型症狀
之一。這種脹痛感醫書上稱為「內有攻
撐」，就像皮肉裡面有東西向外支撐那樣
的脹痛。此外，拍打叩擊脅肋、體側、章
門、京門、期門和日月等部位及穴位能產
生直接的疏肝理氣效果。

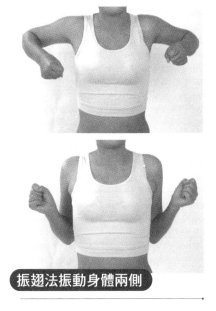
振翅法振動身體兩側

注　　意

事　　項

小腹、體側、脅肋這三個部位對疼痛非常敏感，所以拍打叩
擊時手法不能太重。呼吸在中醫裡對周身氣機是有影響的，
所以在拍打肝膽經時，呼吸要深長緩和平穩，這樣效果更好。

2. 血海穴

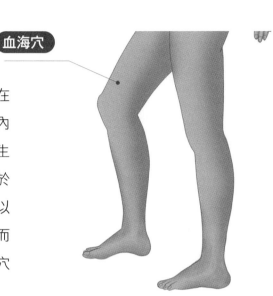

血海穴

血海穴是脾經的穴位，在膝蓋內側上方，股四頭肌肌肉內側頭隆起的部位，按上去會產生酸脹感。顧名思義，血海穴對於治療血病有非常好的效果，可以治療月經不調。如果因為肝鬱而造成月經不調，可以配合血海穴進行輔助治療。

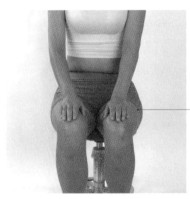

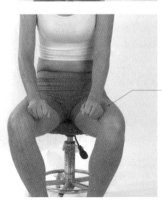

⬤ **開始操作**

拇指指尖處即是血海穴

1
— 取坐姿，雙腿自然下垂，雙手掌輕輕放在大腿上，五指自然落在膝蓋，此時，拇指指尖所對的部位大致就是血海穴。

拳輪叩擊血海穴

2
— 雙手成拳，同時用拳輪叩擊血海穴各 10 次，力量要大一些，這樣才能產生強烈的刺激效果。

◎ 三、養心安神 ◎

　　中醫認為，心屬火，主血脈，開竅於舌。心藏神，主神明，貴明潤，惡昏蒙，當含斂，勿浮露，為君主之官，故有「主不明則十二官危」的說法，意即心神不明，其餘臟腑都會受到波及而出現病症。

　　心的病變可以有多種類型，其中心虛證所占比例非常大，心虛證類型也比較多，諸如心氣虛、心陽虛、心血虛等。心虛時，神失所養，故常會出現神志浮動的症狀，如失眠、心悸、易驚、煩躁、健忘等。此時當養心安神，使心氣充，心血足，神受滋養，明穩安然。

　　治則：養心安神。

　　經穴或部位：心經、心包經、任脈、膈俞、肝俞、百會、丹田、命門、湧泉。

1. 心經、心包經

　　手少陰心經起於腋下極泉穴，沿手臂內側後緣走行向手，最後止於小指內側少沖穴。手厥陰心包經起於乳頭外 1 寸的天池穴，繞經肩部折向手臂，沿手臂中線走行向手，最後止於中指指尖中沖穴。

　　中醫所說的心包是保護心臟的重要器官，所謂「代心受邪」，即心包相當於心臟的「護城河」，有敵人來襲由心包先承擔。心經和心包經雖然是兩條經脈，但是都可以處理心臟疾病。兩經都循行於手臂內側，故可同時進行拍打。

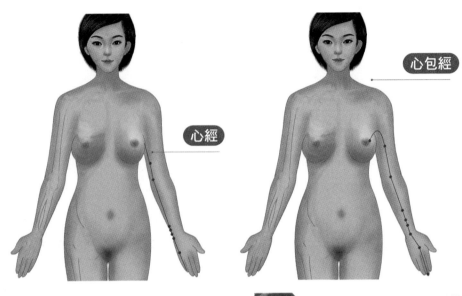

心包經

心經

◉ 開始操作

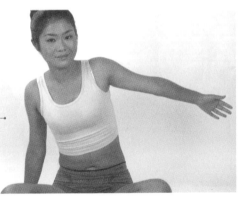

甩左臂

1 取坐姿，左臂自然向體
側伸出，用力甩動數次，會感
到手臂發脹，這是經氣初步活
躍的表現。

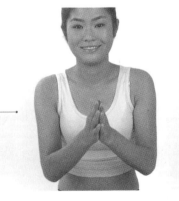

拍掌

2 雙手拍掌，力量漸漸增
大，直到感到掌心疼痛。

拍心經、心包經

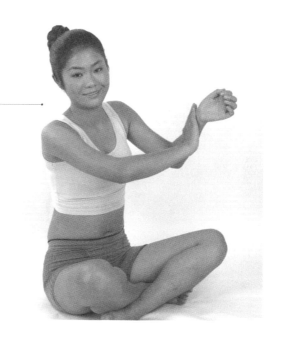

3
── 用右手拍打左臂內側
偏中下的位置，從手腕部位
開始，漸漸向肩部移動，最
後止於左胸外側。每移動一
個區域拍打 30 次左右。用
同樣的方式拍打右臂。

甩雙臂

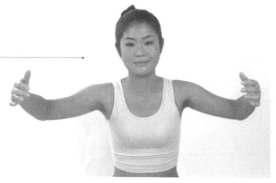

4
── 拍打結束後，用力甩
動雙臂數次，然後雙臂相抱
於胸前，低頭閉目，深呼吸
10 次。

注　意

！

事　項

心失所養時拍打心經和心包經是為了補虛，所以力度不能太
大，震顫感要明顯，同一部位的拍打時間也不能太長，以感
到皮膚有熱感和酥麻感為度。

2. 任脈

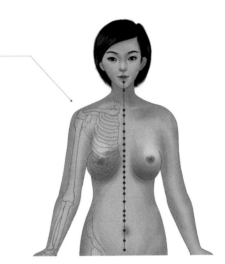

任脈

任脈在人體前正中線，其意義是「總任一身之陰」，有「陰脈之海」的說法，對於調節人體各陰經有輔助作用。女性因為心失所養不能主血脈而出現月經不調時，拍打任脈有助於調節月經。

拳輪叩擊任脈

🔴 **開始操作**

雙手成拳，用拳輪從上到下叩擊身體前正中線，不用考慮具體穴位，逐步向下移行即可。每個位置叩擊 10 次，然後向下移動，移動的間距適中，力度適中。

3. 膈俞

膈俞穴屬於足太陽膀胱經，這個穴位另有身份，叫「血會」。人體有「八會穴」，即八個非常重要的穴位，分別匯聚了臟、腑、氣、血、筋、脈、骨、髓的精氣，其中血之會就是膈俞，專門治療血液疾病。

膈俞穴在第 7 胸椎棘突下展開 1.5 寸的地方，左右各一處。脊椎序數很難一眼就看出來，要慢慢尋找。第 7 胸椎的位置比較好找，就在兩側肩胛骨下角尖端連線和脊柱的交點上。

在第 7 胸椎上可以摸到一個突出的骨尖，就是棘突。在棘突的下面有個縫隙凹陷，就是督脈的至陽穴。膈俞穴就在至陽穴的兩側，展開 1.5 寸的地方。

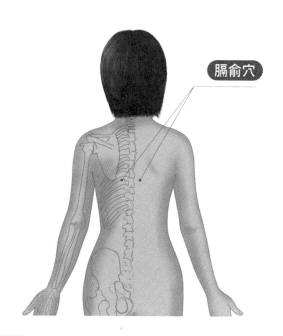

膈俞穴

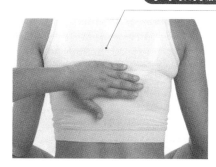

手掌拍打膈俞穴

● 開始操作

膈俞穴不方便自己拍打，可以請家人幫忙。方法非常簡單，找到穴位的大致位置，用手掌拍打即可，也可用空心拳叩擊。力道漸漸加重，次數不限，以感到皮膚發熱、輕微疼痛為度。每天可以多次操作，每次可進行 3～5 組，早中晚各 1 次效果更好。

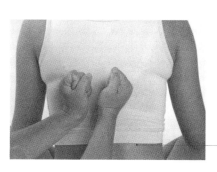

空心拳叩擊膈俞穴

4. 肝俞

肝俞穴也屬於足太陽膀胱
經，就在膈俞穴的正下方，位於
第 9 胸椎棘突下，展開 1.5 寸；
雖然該穴位在膀胱經上，但是其
氣內通於肝。

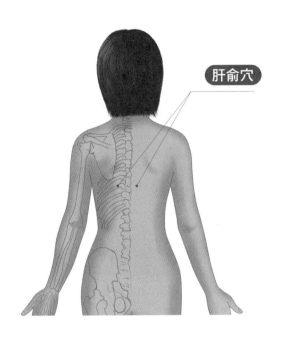

肝俞穴

◉ 開始操作

肝俞穴的拍打叩擊方法和
膈俞穴相同，可以參考膈俞穴的
操作。

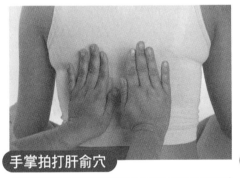

手掌拍打肝俞穴

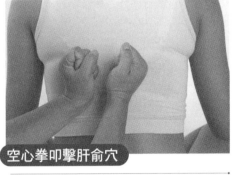

空心拳叩擊肝俞穴

5. 百會

百會穴位於頭頂正中心，可以透過兩耳角直上連線中點取穴。心居高
位，心氣血虛時，氣血不能上朝。而百會居頂，可以引領一身之氣血，故刺

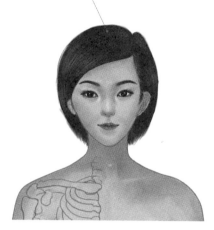

百會穴

激百會穴可以激引氣血上朝，對於補益心之氣血有輔助作用。心氣血虛時，常會出現注意力不集中，神昏欲睡的症狀，刺激百會可以提神醒腦。

● 開始操作

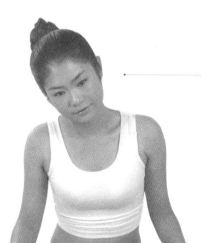

搖動頸部

1── 拍打百會穴時取坐姿，先搖動頸部初步活躍頭頸經絡氣血。

掌心拍打百會穴

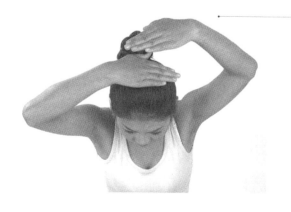

2── 雙手成平掌，左右交替，以掌心拍打百會穴，共30次。力度要漸增，以感到輕微疼痛為度。

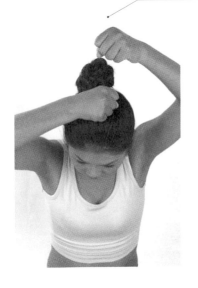

拳心叩擊百會穴

3
—— 休息片刻，然後雙手成拳，用拳心交替叩擊百會穴，力量漸增，震顫感要強，可以微微閉目，反覆叩擊共 50 次。

注　　意 事　　項	在拍打時，最佳效果是全身都跟著輕輕震盪，有一種整體感。但這種效果不容易出現，千萬不要刻意追求，不能勉強。

雙手交疊放在頂心

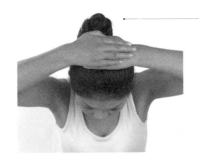

4
—— 拍打結束後，雙手交疊放在頂心，體會頭腦中的氣血漸漸平復的過程，不要放過其中任何一絲細節的體驗，直到氣血寧靜，心平氣和。

6. 丹田

　　丹田，通常分為上丹田——兩眉間，中丹田——兩乳間膻中穴，下丹田——肚臍下方 3 寸。人的元氣發源於腎，藏於丹田，借三焦之道，周流全身，以推動五臟六腑的功能活動。人體的強弱，生死存亡，全賴丹田元氣之盛衰。

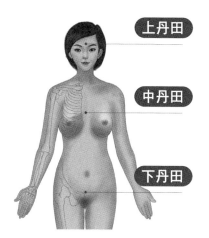

● 開始操作

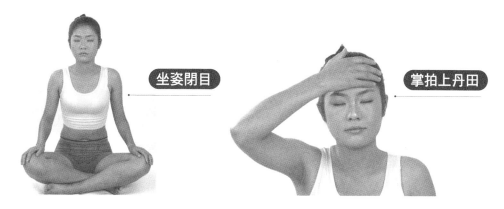

1
— 取坐姿,先深呼吸 5 次,微微閉目,然後將衣服掀起,將丹田部位暴露出來。

2
— 雙手成空心掌,輕輕拍擊上丹田,次數不限,直到皮膚微感麻木。

3
— 休息片刻,手形改成空心拳,用拳心或拳輪叩擊中丹田,共 100 次。力量漸漸增強,以微感疼痛為度。

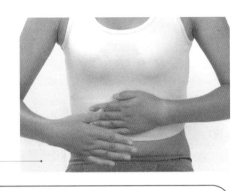

4
── 休息片刻，再用平掌直接拍打
下丹田，次數不限，力度漸增，直到
丹田內外均發熱。

掌拍下丹田

注意事項	此時漸漸會感覺口中生津，積累滿口，然後將津液分三口吞下，用意念送入丹田鼎爐。如果沒有唾液不要勉強。吞下唾液後，雙手交疊，左下右上，輕輕放置於下丹田上，直到熱量慢慢散去。調整呼吸，呼吸要深長。意識放鬆，或許會產生睡意。如果條件允許可以直接睡去直到自然甦醒。注意整個過程不能受風。

7. 命門

命門穴在後腰正中線上，第
2腰椎棘突下，大致與肚臍位置相
齊平；該穴就是腎陽藏身的地方，
也就是命門之火。如果火力不足的
話，就不能推動水的運行，腎水就
不能上行。

中醫強調人是個整體，上下應
該相互溝通，故雖然心火剋腎水，
但腎中元氣可以滋養補益五臟，自
然就包括心臟。此外，在氣機方

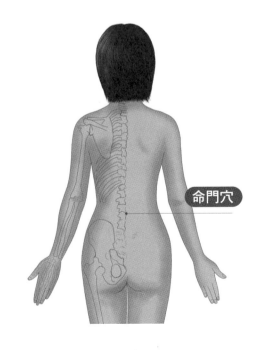
命門穴

面，腎又主閉藏收納，故心氣虛浮之時可以透過溫腎而收攝虛浮之心火、不安之心神。疏通命門穴，可溫腎補陽，疏通腎水，從而間接產生養神安神的效果。

◉ 開始操作

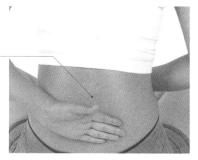

掌背對準命門穴

1 —— 取坐姿，盤腿。右手掌心按在丹田或肚臍上，左手反手背放在腰間，手背關節大致對準命門穴。

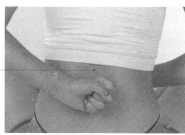

拳背叩擊命門穴

2 —— 右手不動，左手成拳，用拳背叩擊命門穴，力量漸增，節奏均勻，共 50 次。

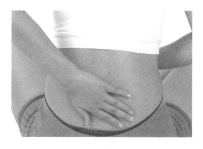

掌心按住命門

3 —— 左手變為掌，以掌心按住命門穴，平心靜氣，緩緩呼吸，約 20 秒。

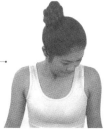

休息

4 —— 休息片刻，左手右交替，步驟和方法同前。

8. 湧泉

湧泉穴位於腳底，是腳部最重要的穴位之一，在腳掌的前三分之一處，彎趾時凹陷處便是。

湧泉，顧名思義就是水如泉湧。水是生物體進行生命活動的重要物質，水有澆灌、滋潤之能。湧泉穴又名地沖，為足少陰腎經的井穴，是周身陰陽之氣交接之處，又是十二經脈氣交會聯繫的部位，可以引領氣血下行，而湧泉穴養心安神的原理與命門相似。

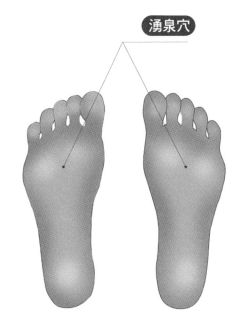

湧泉穴

● **開始操作**

1 取坐姿，將左腿架到右腿上，左腳腳心自然朝上。

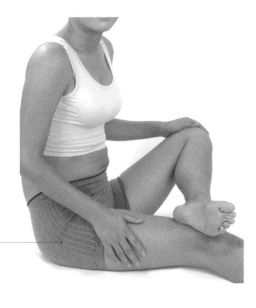

坐姿，左腿架到右腿上

2
— 右手成拳，以拳背用力叩擊
腳心湧泉穴，共 100 次。用同樣
的方法對右腳湧泉穴進行叩擊。

拳背叩擊湧泉穴

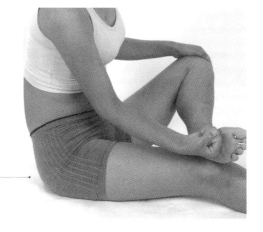

3
— 停止叩擊，用力彎腳趾約 10 秒，再用力張開約 10 秒。

彎腳趾　　　　　　　　　　張腳趾

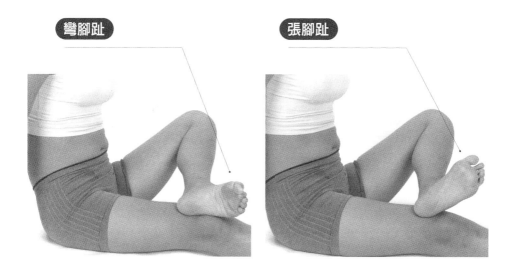

　　最後需要強調一下，用上述方法養心安神時，一定不能過度，當感覺
身體微微發熱、微微出汗，呼吸較前順暢時便漸漸停止，等氣血沉穩之後再
行操作，否則容易造成心氣的損耗。

◎ 四、宣肺理氣 ◎

　　肺居胸脅之中，在五臟最高位，被稱為「華蓋」。華蓋是古代車輛的頂篷，取其位置最高，覆蓋五臟之意。

　　肺屬金，開竅於鼻，司呼吸發聲，主一身之氣，其氣機可向上向外宣發，也可向下肅降。肺將脾運送過來的水穀精微布散給五臟六腑，如霧露之灌溉。肺主皮毛，主衛外防邪，亦主汗液調節。肺經起於胃口，又與大腸相表裡，故肺病胃腸亦病。

　　肺病易出現喘咳、氣短、胸悶、乏力、胸脅脹痛、惡風寒、皮膚枯燥、皮膚潮濕、鼻塞、嗅覺減退、聲音嘶啞、胃脹滿、便秘。

　　治則：宣肺理氣。
　　經穴或部位：肺經、肝經、上半身皮膚、胸部、迎香、胃脘區、百會。

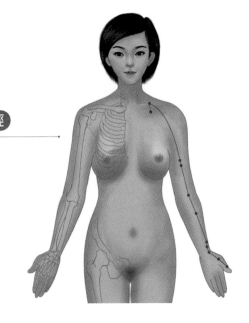

肺經

1. 肺經

　　手太陰肺經起於中府穴，下絡大腸，轉折而上行，出胸部，繞肩折向手臂，沿手臂內側前緣朝向手，最後止於拇指外側少商穴。

◉ 開始操作

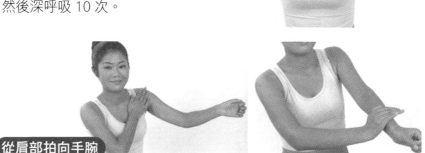

擴胸運動

1
—— 取坐姿，甩雙臂數次，雙臂屈曲，手肘向外後擴展數次以拉伸胸肌，然後深呼吸 10 次。

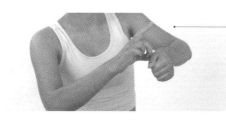

從肩部拍向手腕

2
—— 用右手拍打左臂前緣，從肩部開始拍向手腕部位，力度適中，震盪感要明顯，漸次移動，每個部位拍打 30 次。

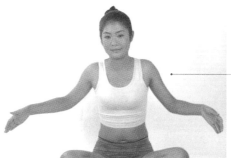

彈擊拇指橈側

3
—— 用右手中指彈擊左手拇指橈側，力度適中，次數不限，直到拇指發麻。

甩動手臂

4
—— 甩動左臂，休息片刻，換另一側用同樣的方法進行操作。

2.肝經

肝經起自趾根根部的大敦穴，經腳背、腿內側、腹部，一直到乳房下兩寸的期門穴。

肝主疏泄，可以調理氣機，所以肺氣壅滯時拍打肝經也可以輔助理氣。但不必拍打肝經全部路線，以期門穴和章門穴兩穴為主。

肝經 ————————→

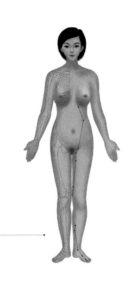

● 開始操作

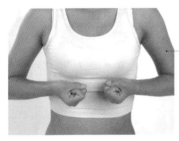

拳輪叩擊期門穴

1 取坐姿，雙手握空拳，拳輪對準期門穴，輕輕交替叩打，反覆共 50 次。拍打時不必找準期門穴，位置大致正確即可。

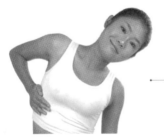

右手拍擊右脅肋

2 向左彎腰，右手成空心掌，叩擊脅肋區，共 50 次。力量漸增，以輕微疼痛為度。

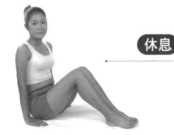

休息

3 休息片刻，換另一側用同樣方法進行操作。

3. 胸部

　　胸為肺之府，震盪胸部有利於刺激肺氣，調理肺氣。

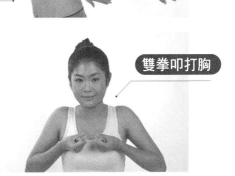

挺胸展臂後伸

● **開始操作**

1 取站姿，仰頭挺胸展臂，雙臂儘量向後拉伸，將胸口展開，深呼吸 10 次。

雙拳叩打胸

2 雙手成空心拳，輕輕叩打胸部，力量漸增，左右交替，一共 100 次。

注　意
!
事　項

叩胸時呼吸要深沉，可以發出「鬆靜通洞」之類的聲音，要發長音，隨著叩打聲音會發顫，這種震顫更有助氣疏通氣機。上述操作可以反覆多次，中間休息片刻即可，以呼吸順暢、周身有汗為宜。

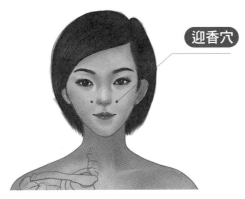

迎香穴

4. 迎香穴

　　肺開竅於鼻，故肺氣壅滯時常有鼻塞不通，點按迎香穴，可以緩解症狀。

◉ 開始操作

雙手中指彈擊迎香穴

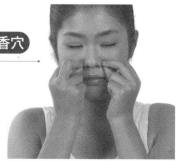

1
—— 取坐姿，微閉雙眼，雙手中指彈擊迎
香穴。力度漸增，但速度要放慢，這樣更便
於使力度深入迎香穴，共 50 次。

拇指關節叩擊迎香穴

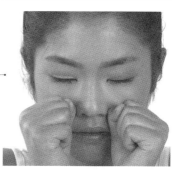

2
—— 休息片刻，雙手成拳，用拇指突出的
關節叩擊迎香穴。力度要適中，次數不限，
直到穴位酸脹。

休息

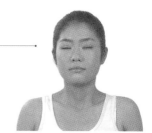

3
—— 休息片刻，平心靜氣，感覺穴位的酸
脹感慢慢消失。操作過後，一般會覺得呼吸
順暢了。

5. 胃脘區

　　肺經起於中焦，循胃口，故肺胃相關，在治療方面也是互相影響的，
肺氣壅滯時可以揉搓胃脘區，對於調理肺氣也有一定的作用，尤其是在肺氣
滯導致胃脹時。

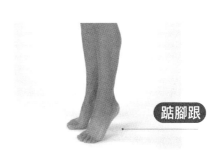

踮腳跟

● 開始操作

1
── 取站姿，踮起腳尖，腳跟懸空，上下
震顫數次，全身跟著放鬆。

拳輪叩打胃脘

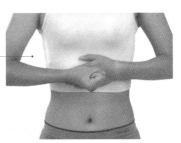

2
── 左手按在胃脘區上，右手成空心拳，
用拳輪叩擊左手手背，間接震動胃脘區。力
度漸增，以胃部輕微脹痛為度。

注　意

！

事　項

左手放鬆的程度要自行調節到最佳狀態。如果太用力，
震盪效果差，如果太放鬆，則會造成不適感。

百會穴

6.百會穴

　　肺居上焦高位，所以上
半身的氣息也與肺密切相關；
百會穴居於人體極頂之處，
點按拍打百會穴可以引周身
之氣上行，起到間接調理肺
氣的作用。

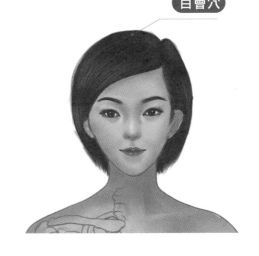

◉ 開始操作

閉目深呼吸

1
—— 取坐姿，深呼吸 10 次，微
閉雙眼，精神集中。

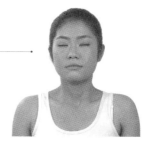

掌拍百會穴

2
—— 成平掌，左右手交替叩擊
百會穴，體會全身的震動感，共
100 次。

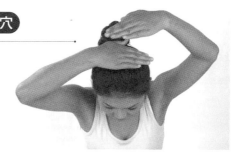

拳輪叩擊百會穴

3
—— 休息片刻，雙手成拳，以
拳輪左右交替叩擊百會穴，體會
震動感。

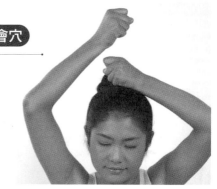

注意事項

拍打時最好配合呼吸，悠長吸氣，拍打 8 下，再悠長吸氣，
拍打 8 下，要有節奏，像打拍子一樣。

◈五、美容養顏◈

臉面非常重要，尤其對女性而言，有人說女人把一生中一半的精力都放在了臉上。用拍打的方法美容養顏雖然沒有整型的效果，但是對於明潤皮膚、調理氣血有很好的效果。

治則：疏通經絡，行氣活血，排毒養顏。
經穴及部位：面部、五官。

人的臉面有很多經絡分佈，正面主要是足陽明胃經；側面和下面主要是足少陽膽經、手陽明大腸經、手少陽三焦經、手太陽小腸經；額頭主要是足太陽膀胱經；正中線則是督脈和任脈，此兩脈以上下唇為分界，任脈還有分支環繞口唇並上達兩目下方。

面部皮膚還和肺相關，因為肺主皮毛，肺行使其宣發功能才能使皮膚受到滋養。

心其華在面，心的氣血足，可以上榮頭面的話，才能使面部有光澤，血色紅潤。

1. 五官與面部

五官分佈於面部，五官的狀態對於一個人的容貌也起著舉足輕重的作用。中醫將五官稱為「清竅」，意思是說五官裡都是臟腑傳輸過來的精華，沒有污濁，要明淨含隱才是上乘的表現。

　　眼睛要明亮有神，明潤含隱，不能有眼袋和黑眼圈；鼻尖要有光澤；嘴唇要紅潤；眉毛要明順亮澤，不混亂。

　　眼睛為肝之竅，眼胞、口唇、鼻子又和脾胃相關，眉毛則和膽經相關。可見，人的顏面五官跟全身臟腑經絡關係都非常密切，但是又不可能做到拍打全身經絡，拍打以面部為主。

◉ 開始操作

1 拍打顴腮等部位時以掌拍為主，掌拍法可以大面積震盪，通活血脈，氣血因而充盛，面色便紅潤且有光澤。

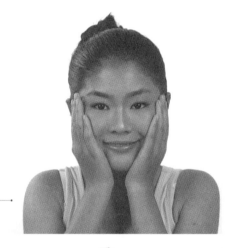

掌拍顴腮部位

指尖叩擊眼周

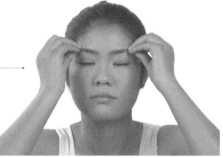

2 五官及其周邊則多以指尖叩擊為主。手法要輕柔，力度適中。

2. 拍打面部

熱水淨面去油污，冷水拍打收皮膚。

晃頸搓面前上後，皮膚發熱氣血足。

拍打顴腮手漸促，顏面緋紅如丹塗。

輕輕叩擊下眼眶，當用無名手指腹。

食指輕輕叩鼻柱，繼而轉向鼻側路。

從內向外叩眉毛，五指並用膽經疏。

口唇四周勿遺漏，人中地倉承漿俞。

最後掌心搓生熱，輕敷面部雙手捂。

● 開始操作

1
—— 先用熱水把臉上的油和汙物去除，然後把臉浸在熱水裡，促進毛孔開放。

2
—— 隨後用冷水拍臉，可以讓毛孔收縮，也能使皮膚更有彈性。

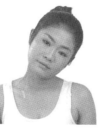

左右側頭

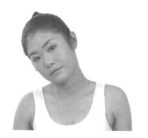

3
—— 先向左側頭達到極限，保持呼吸 10 次，再換右側。

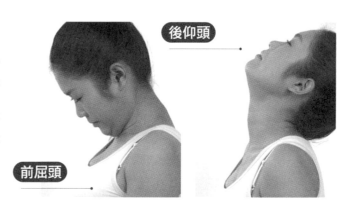

4 ── 前屈頭，下巴儘量抵住胸口，保持呼吸 10 次，然後後仰頭達到極限，保持呼吸 10 次。

後仰頭

前屈頭

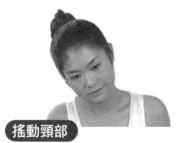

搖動頸部

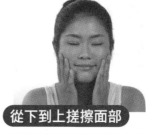

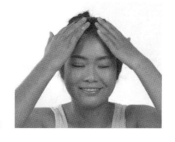

從下到上搓擦面部

5 ── 先順時針再逆時針緩緩搖動頸部，均要做到最大限度，各 10 圈。

6 ── 乾洗臉，雙手五指微分，像洗臉一樣用中等力度搓擦面部皮膚，從下到上，直到頭頂。拇指分開，著重搓耳前。這樣反覆操作 10 次，將皮膚擦熱擦紅，這是為了後面的拍打做準備。

7 ── 輕輕拍打臉頰，力道漸漸加重，次數不限，直到感覺臉上越來越熱，同時臉色也越來越紅。

拍打臉頰

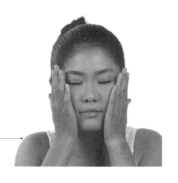

無名指輕叩眼眶

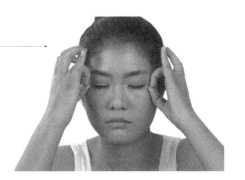

8
—— 用無名指輕叩下眼眶，指尖叩在眼眶的邊緣，次數不限，直到眼部發酸微痛。

注　意　事　項 ！

眼胞比較軟，裡面是眼睛，不能直接拍打叩擊，而要改叩眼眶，且最好用無名指。因為人的五個手指裡無名指力量是最弱的，甚至比小指還弱，所以比較安全，缺點是無名指比較笨拙。

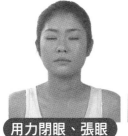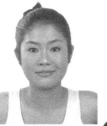

用力閉眼、張眼

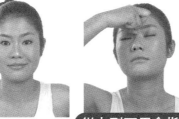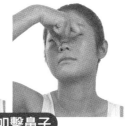

從上到下用食指叩擊鼻子

9
—— 叩擊之後休息片刻，用力閉眼 10 秒，然後用力張開 10 秒。這樣反覆操作 10 次。

10
—— 閉眼，用食指叩擊鼻樑，從上到下，直到鼻尖，這樣反覆操作，次數不限，直到感覺鼻子發脹，呼吸通暢。

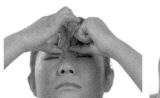
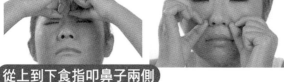

從上到下食指叩鼻子兩側

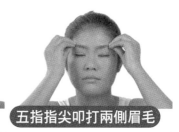

五指指尖叩打兩側眉毛

11
── 休息片刻，用食指指尖輕叩鼻子兩側的部分，仍然從上到下，直到鼻翼，力度適中，兩側同時進行，反覆 10 次。

12
── 微曲五指，雙手五指指尖同時叩打兩側眉毛，順序從內到外，從眉頭到眉梢，但是不能太用力，以免損傷眉毛。此外，足少陽膽經在頭面部循行於眉毛，所以叩擊眉毛可以疏利膽氣。

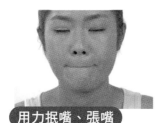
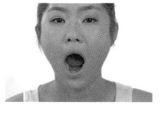

用力抿嘴、張嘴

13
── 先用力抿嘴唇，保持 10 秒。然後用力張嘴，張到極限，保持 10 秒。因為嘴唇肉比較厚，裡面也沒有重要器官，所以可以比較用力。

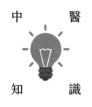

中　醫
知　識

胃經、大腸經、任脈的分支及肝經的體內分支，都是環繞口唇而行的，這樣叩擊嘴唇對這些經脈有一定的舒通作用。其中有幾個穴位比較重要，人中在唇上正中，承漿在唇下正中，地倉在兩嘴角，要著重叩擊。

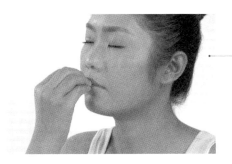

五指叩打嘴唇

14
— 用五指叩打嘴唇，從中間到兩側，再從兩側到中間，反覆操作 10次，直到嘴唇發麻微痛。

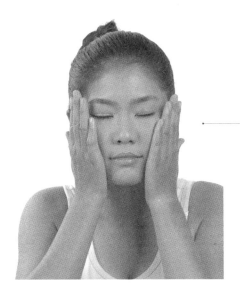

雙手捂臉

15
— 上述所有動作做完之後，快速將雙手擦熱，然後捂在臉上，就像敷面膜一樣，這是收尾程序。

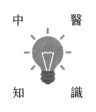

中醫知識

想改變顏面皮膚並非一朝一夕的事，所以一定要堅持，兩、三個月之後就能起到明顯的效果，而且不易反彈。屆時不但皮膚光滑緊致有彈性，還紅潤有光澤，雙眼有神，鼻尖潤澤，口唇紅潤，眉毛柔順清晰，可以大大提高一個人的精神氣質。

◎六、瘦身降脂◎

　　光有一個好的臉色還不夠，還要有一個完美的身材，減肥瘦身是很多年輕女孩的夢想，同時也是噩夢，因為減肥太難。無論是節食，還是運動，對於懶人來說是不可能完成的任務，而拍打療法可以幫你打造曲線。

　　當然，僅憑拍打是不可能迅速減肥的，還要適當配合飲食以及運動。中醫認為，脾主運化水穀精微，若飲食過度，飽嗜肥甘厚味，則積而不泄，化成為痰濕。脂肪在中醫中一般來說對應痰濕，痰濕積存不化不泄就是堆積的脂肪，從而導致肥胖，所以要想減肥，就要健脾助運化，化痰濕。

　　治則：健脾化痰，活血通絡。
　　經穴及部位：脾經、胃經、肝經、帶脈、脂肪堆積部位。

1. 脾經、胃經和肝經

　　拍打脾經、胃經主要是為了健脾和胃，有助於運化水濕而消痰積。拍打肝經則是為了疏通經絡，更有利於運化痰濕。而對這三條經絡的拍打和前面所述的方法相同，不再贅述。

2. 帶脈

　　帶脈環腰一周，腹部正好在帶脈的前面，腹部也是脂肪堆積非常多的地方，所以拍打帶脈更有針對性。

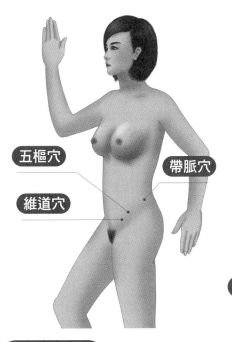

五樞穴

帶脈穴

維道穴

● 開始操作

1
—— 取站姿，雙腿分開與肩同寬，雙手叉腰，扭腰數次以初步啟動帶脈經氣。

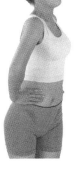

站姿扭腰

中指相對拍打
肚臍兩側

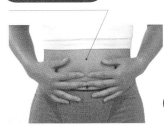

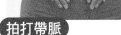

拍打帶脈

拳眼叩擊腰部

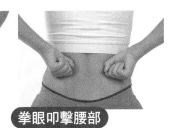

2
—— 雙手按在肚臍兩側，中指相對，左右交替拍打腹部，次數不限，直到皮膚發熱微痛。

3
—— 手掌轉向，指尖向下，反覆拍打兩腰際的帶脈，次數不限，直到皮膚發燙。

4
—— 雙手掌移向後腰，變掌為拳，用拳眼叩擊腰部，次數不限，直到皮膚發熱，腰部微酸。

3. 脂肪堆積部位

　　脂肪堆積部位是痰濕聚集的地方，對這些部位進行直接刺激，效果更明顯，主要包括腹部、大腿、臀部三個部位。另外，之前拍打帶脈時已經基本將腹部包含在內，故本段只介紹大腿和臀部拍打法。

◉ **開始操作**

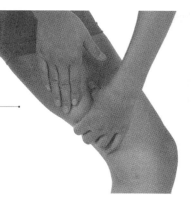

拍打大腿內側

1
── 取站姿，全身放鬆，俯身，一手夾住左側大腿內側，一手用平掌進行拍打。要用力將腿部的脂肪震盪起來，手法力道漸增，次數不限，直到腿部發酸。直立，休息片刻，用同樣的方法拍打右側大腿。

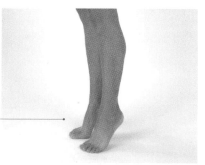

跕腳跟

2
── 直立，放鬆，透過跕腳跟的方式震動周身。

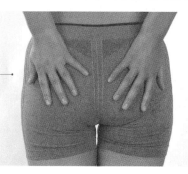

拍打臀部

3
── 俯臥，雙手掌彎向後面，雙手同時用力拍打臀部，次數不限，直到雙臀微酸。

抱單腿膝蓋抵胸

4
—— 仰臥，左腿提起，膝蓋儘量
接近胸口，雙手抱住左小腿，用力
上頂，微微閉目，體驗左側臀部肌
肉被拉伸的緊繃感。換右側以同樣
的方法操作。

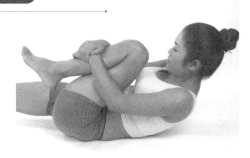

注意
!
事項

首先，手法要重，但不要傷到皮膚。因為經脈的主幹位置
比較深，大致走行於肌肉之中。脂肪的彈性大又很容易吸
收外界的能量，所以外力刺激常不能深達經絡。只有重手
法才能產生有效的刺激，也只有重手法才能鬆解痰濕。
其次，時間要久。一組操作做完之後可以休息片刻再重複，
反覆多次，這是減肥塑身的不二法門。
脂肪堆積痰濕凝滯，難以鬆解，各種方法對脂肪的刺激起
效都比較慢，一般要超過半小時才開始起效。所以只有時
間長久，才能充分刺激血氣，活血通絡，促使痰濕鬆解，
否則無效。以我的經驗，每次至少要持續 1 小時，因為前
半小時只是預熱階段，後面半小時才是真正的鬆解痰濕。
此外，在減肥過程中因為脾胃肝三經受到刺激，可能會食
欲大增，此時千萬要控制住食量，否則不但不能減肥，還
會增重。

4.輔助「吞津為食法」

在減肥的過程中，難免會出現饑餓的情況，如果程度較重，當然要適
當進食，以免胃黏膜受損。但若程度較輕，便可以採用「吞津為食法」，緩
解饑餓感。此方法不屬於拍打法，但是重要的輔助方法。

拍打時間長了之後可能會出現腸鳴胃動，食欲大增，饑餓感增強。此
時當收心斂神，精神集中，但是又不能過於僵硬，要神氣守心，似守而不守。

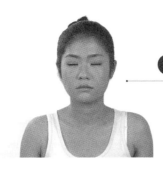

● **開始操作**

坐姿閉目

1
—— 取坐姿，閉目，安定心神。

舌頭來回攪動

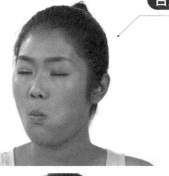

2
—— 想像一股稠厚的能量之霧在體內氤氳彌漫，慢慢地就會感覺口內生出津液。此時暫時不要將津液吞下去，含在口裡用舌頭來回攪動，最好將舌尖頂在上齒後，津液會越來越多。

3
—— 等津液滿口時，將津液一點點咽下去，想像津液之中充滿了能量，比普通食物所含的能量還要多。

吞咽津液

注意事項

咽的過程要儘量拖慢，延長時間，想像咽下去的津液滋養著五臟六腑，饑餓感也隨之消失，此時會覺得胸腹之內非常飽滿，全身都充滿了力量。
大家可以用這個方法減輕饑餓感，避免因食欲增強而多食多餐。

◎ 七、月經不調 氣血虛 ◎

　　女人的麻煩有很多，月經不調就是其中之一。中醫認為女子以血為先天，女人身體各臟腑出現問題時基本都可能從月經表現出來。影響女人月經的因素很多，難以一概而論。

　　如果月經過多、顏色淡、經期提前，臉色萎白或萎黃，周身乏力，口唇眼瞼顏色變淡，這一般是氣血虛造成的，嚴重到一定程度會出現崩漏，進一步月經反而會變少。

　　治則：健脾疏肝，溫陽強腎，和血調沖任。
　　經穴及部位：脾經、肝經、小腹、腳底、膈俞、肝俞、沖脈、任脈。

1. 脾經

　　足太陰脾經起於腳趾內側，循腳內側上小腿，先走中線，上升到內踝上 8 寸之後，走向前緣，此後一直沿著腿內側前緣上升，到腹股溝沖門穴附近穿入腹部，但在體部還有一條分支，大致沿著側腹、側胸向上升，到達肩前，忽然向外側轉折，最後止於大包穴。

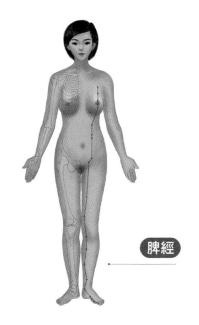

脾經

2. 肝經

　　足厥陰肝經起於腳趾趾背的叢毛裡，走腳內側上行於小腿前緣，升到內踝上 8 寸時，折向小腿中線，一直上升到腹股溝急脈穴附近入腹，一條支線走體表，從小腹上升到兩側直達章門穴，最後止於第 6 肋間隙，在乳頭正下方。

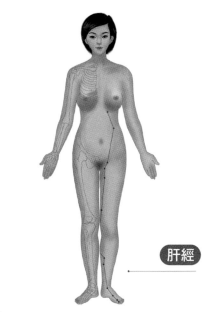

肝經

拍打腿內側

● 開始操作

　　取坐姿，將左腿架到右腿上，脾經和肝經均循行於腿內側。手成平掌，拍打小腿和大腿內側，由腳至腹，力道可以適當加重。拍打時，每個部位時間、次數不限，拍至皮膚微熱再向上移動，直到將整條腿拍全，換另一側用同樣的方法進行操作。

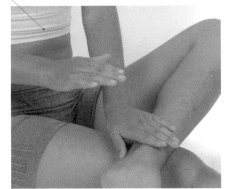

中醫知識

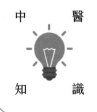

對脾經的刺激主要起到健脾益氣養血的作用。而肝主疏泄，調暢氣機，拍打肝經也有利於調月經。

3.小腹、腳底

對小腹和腳底的刺激都可以溫陽
強腎，腎氣充盛也有利於氣血的滋生。

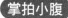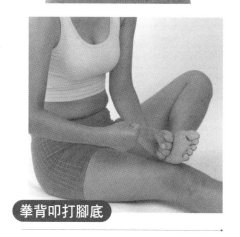

掌拍小腹

● **開始操作**

1
── 仰臥，雙手成空心掌，輕輕拍打
小腹，次數不限，直到小腹微微發熱。

2
── 取坐姿，盤腿，左腿架到右腿上，
腳底朝上，雙手成拳，用拳背叩打腳
底，以湧泉穴為核心，次數不限，直
到將腳底捶熱，換另一側用同樣方法
操作。

拳背叩打腳底

4.膈俞、肝俞

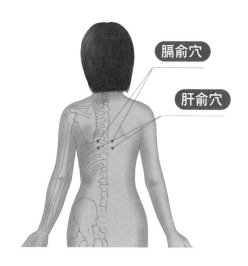

膈俞穴

肝俞穴

膈俞穴在第 7 胸椎棘突下展開 1.5
寸的地方，左右各一處。肝俞位於脊椎
旁邊，第 9 胸椎棘突下，展開 1.5 寸。
取穴時，採用正坐的姿勢，從低頭時最
高隆起處那塊骨頭算起，第 9 個突起下
方左右各兩橫指寬的位置就是肝俞穴。

◉ **開始操作**

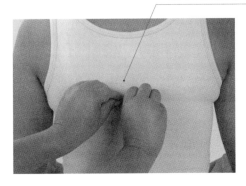
五指指尖叩打膈俞穴

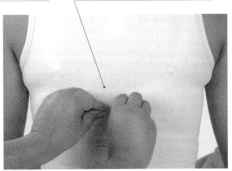
五指指尖叩打肝俞穴

　　俯臥，暴露後背，由家人找到膈俞穴和肝俞穴，將五指聚攏成尖，用五指指尖分別叩打這兩個穴位，手腕放鬆，力道要深入皮下，各 100 次。

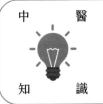

中　醫	
知　識	膈俞和肝俞可以治血病，生血、養血、理血，但這兩個穴位在後背，需要家人幫忙叩打。

5. 沖脈、任脈

　　沖脈和任脈都起於胞宮，任脈行於前正中線，沖脈夾在任脈的兩側上行。而沖脈又為血海，故此沖任二脈是調月經的主要經脈。

　　沖脈起於胞宮，下出於會陰，並在此分為兩支。上行支，其前行者（沖脈循行的主幹部分）沿腹前壁挾肚臍（臍旁五分）上行，與足少陰經相並，

散佈於胸中，再向上行，經咽喉，環繞口唇；其後行者沿腹腔後壁，上行於脊柱內。下行支，出會陰下行，沿股內側下行到趾間。

◉ 開始操作

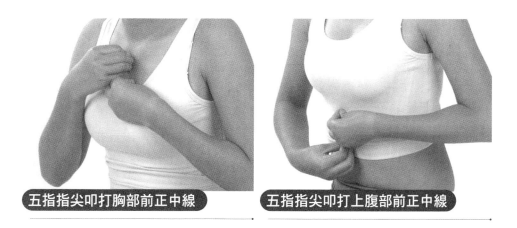

五指指尖叩打胸部前正中線　　五指指尖叩打上腹部前正中線

　　將雙手五指彎曲成爪狀，五指指尖對準胸部前正中線，雙手交替輕輕叩打，由上至下，上起頸下，下至小腹，這樣反覆操作 10 次。

八、月經不調
氣鬱血瘀，肝鬱化火

　　如果月經疼痛、有血塊、顏色深紅偏暗、週期不準，平時脾氣暴躁易怒、脅肋疼痛、雙眼如赤、五心煩熱，一般是肝鬱化火、氣滯血瘀，或是氣鬱化火、心肝火盛，時間長了還會暗耗陰血。

　　治則：疏肝解鬱，活血清熱，調理沖任。
　　經穴及部位：肝經、膽經、沖脈、任脈。

1. 肝經、膽經、任脈

　　肝經起自趾根根部的大敦穴，經腳背、腿內側、腹部，一直到乳房下兩寸的期門穴。

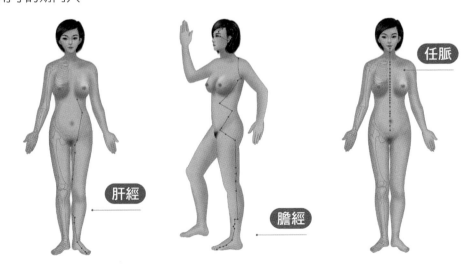

　　膽經起於頭側，向下沿頸側至胸前兩側，然後沿身體兩側脅肋部下行至小腹，再沿腿外側下行至足。

　　任脈居於正中線，沖脈則緊貼中線兩側，用手掌拍打可以同時覆蓋沖脈和任脈。

● 開始操作

左手拍擊左脅肋

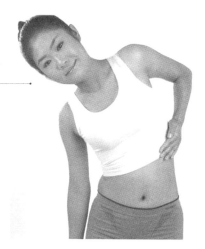

1 取站姿，身子彎向右側，將左側身子向左凸出，左手成平掌，輕輕拍打脅肋部。拍打方向由上至下，力道漸增，以微感疼痛為度。時間不限，直到皮膚發熱。換另一側用同樣的方法操作。

由上至下掌拍胸部中線

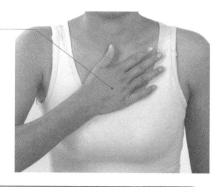

2 休息片刻，手成平掌，拍打胸部中線，這裡是沖脈和任脈循行的部位。拍打時由上至下，力道先輕後重，時間不限，直到皮膚發熱。如果手臂發酸，可以休息片刻，待體力恢復後再繼續拍打。

注　意　事　項

如果體內有火熱鬱積，一般會拍出痧疹來，顏色鮮紅或紫暗。此時要繼續拍打，手法變得輕快，時間要長，反覆進行多次，這樣可以促進化散痧疹。

當然，一般來說痧疹很難當時就化掉，可以反覆進行多次。此外，出痧疹時不要將皮膚弄破，以免感染。

◎九、月經不調 寒氣內生 ◎

　　如果月經疼痛、量少有血塊、色紫暗、週期延長，平時手腳冰冷、惡寒、面色蒼白，一般是沖任有伏寒，或是脾腎陽虛生寒，血遇熱則速，遇寒則凝，故寒則經遲，正寒相搏則痛經。

　　治則：溫陽散寒，行氣活血。
　　經穴及部位：腎經、肝經、沖脈、任脈、小腹、後腰。

1. 腎經、肝經、任脈

　　腎經起自腳底湧泉穴，沿腿內側後緣向上過盆腔深處，從任脈展開 0.5寸處向上直達胸前俞府穴；肝經、任脈位置前頁已說明，此處不再贅述。

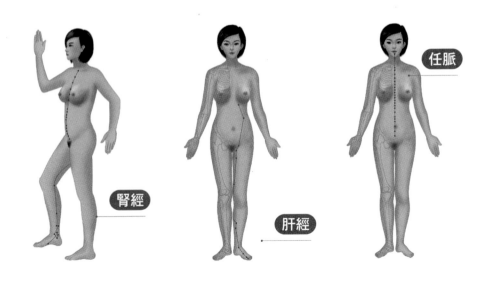

● 開始操作

1
—— 取坐姿，將左腿架到右腿上，用力拍打左腿內側，可以同時刺激肝腎二經。拍打時想像熱力隨著手掌滲入體內，將體內的寒氣漸漸驅散。時間次數不限，以皮膚明顯發熱為度。換另一側用同樣的方法進行操作。此外，壯腎氣可溫陽散寒。肝主疏泄，故拍打肝經也有助於促進經脈氣血流通。

拍打腿的內側

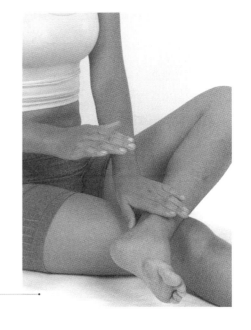

2
—— 取站姿或坐姿，深吸一口氣，想像這股氣漸漸發熱向下滲入小腹。此時雙手成拳，左右手交替用拳心叩打小腹。力量先輕後重，頻率先慢後快，時間次數不限，直到小腹暖熱，想像這股熱流向四處發散，全身都變得非常舒服輕鬆。子宮位於小腹，所以捶打小腹有著非常直接的散宮寒作用。

拳心叩打小腹

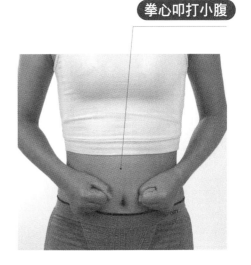

3

—— 取坐姿，盤腿，雙手反背，置於後腰，握拳，用拳背捶打後腰，保持中等力度，時間次數不限，直到皮膚發燙，腰間輕鬆。

拳背捶打後腰

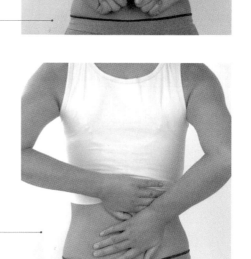

4

—— 雙手成掌，反手用手心捂住後腰，閉目想像熱力滲入體內，沿著後背正中線上下遊動，所經之處寒氣四散，最終周身溫暖。但意念不要過於勉強。

手心拍打後腰正中線

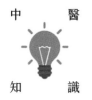

中醫知識

腰為腎之府，且腰部有很多重要的穴位都可以固腎溫陽，如命門、腰陽關等，故捶打腰部對於溫經散寒有明顯效果。

◎十、月經不調 陰虛生熱 ◎

　　如果月經量少、色深，但偶有增多，外陰乾燥、五心煩熱、皮膚乾燥、心煩失眠多夢，一般是陰血津液不足，內生虛熱燥。

　　治則：滋陰生津，益陰養血。
　　經穴及部位：湧泉、三陰交、內關、勞宮。

1. 湧泉穴、三陰交穴、內關穴勞宮穴

　　湧泉穴位於腳底，是腳部最重要的穴位之一，在腳掌的前三分之一處，屈趾時凹陷處便是；三陰交穴在小腿內側，腳內踝尖上 3 寸，脛骨內側緣後方；內關穴位於前臂掌側，腕橫紋上 2 寸，橈側腕屈肌腱同掌長肌腱之間；勞宮在中指及食指往下延伸交會的凹陷處，位置大約在握拳時，中指點於掌心的位置。

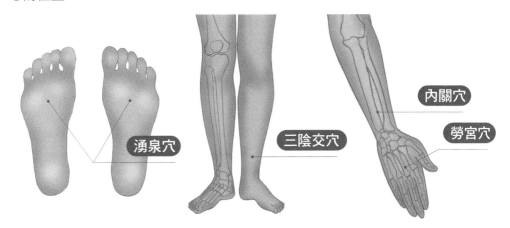

湧泉穴　三陰交穴　內關穴　勞宮穴

◉ 操作方法

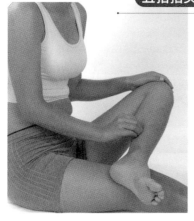

五指指尖叩擊三陰交穴

1
—— 取坐姿，左腳置於右腿上，找到三陰交穴，就在內踝尖上三寸，脛骨後緣。右手五指聚攏，用五指指尖用力叩擊三陰交穴，速度不用太快，力道要集中深入皮下，反覆擊打 50 下。用同樣的方法叩擊右側三陰交穴。

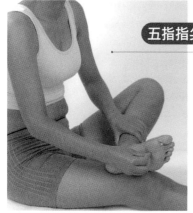

五指指尖叩擊湧泉穴

2
—— 放鬆，左腳置於右腿上，湧泉穴朝上，右手五指聚攏，用五指指尖叩擊湧泉穴。叩擊時左手頂住左腿，這樣有利於叩擊力度的滲入。用同樣的方法叩擊右側湧泉穴。

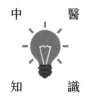

中醫
知識

月經不調的原因很多，非常複雜，沒辦法一一介紹。而拍打療法對於氣機鬱滯造成的月經不調效果最好，其次是內火，而對於血虛效果較慢，陰虧的效果更慢。

◎十一、白帶過多◎

　　女子白帶按中醫理論是脾經水濕外顯，如果脾氣虛不能運化水濕，就
會出現白帶增多，因此止帶的關鍵在於健脾化濕。

　　中醫認為帶脈主帶下，所以理帶脈可以化濕止帶。

治則：健脾化濕止帶。

經穴及部位：脾經、
帶脈。

1. 脾經、帶脈

　　脾經起於腳趾內側，循腳
內側上小腿，先走中線，上升
到內踝上 8 寸之後，走向前
緣，此後一直沿著腿內側前緣
上升，到腹股溝沖門穴附近穿
入腹部；帶脈出自季脅部，交
會於膽經的帶脈穴、五樞穴、
維道穴，圍繞腰腹部一周。

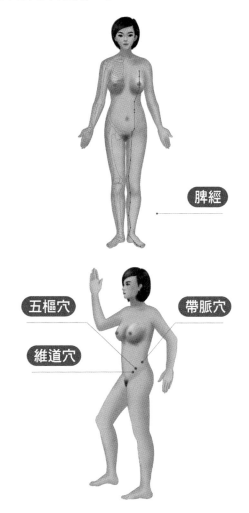

脾經

五樞穴　　帶脈穴

維道穴

◉ 操作方法

1 ── 取站姿，俯身，右手成平掌，拍打左腿內側，從下到上，每個部位拍打的時間次數不限，直到局部感到酸痛再向上移動。用同樣方法拍打另一側脾經。這種手法更易於振奮經氣，健脾化濕。

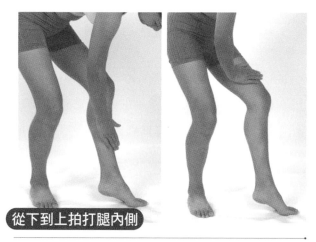

從下到上拍打腿內側

2 ── 取坐姿，雙手放在腹前帶脈上，以平掌拍打帶脈，由肚臍旁邊開始向外側移動。拍打時每個部位的時間次數不限，直到將皮膚拍紅拍熱再向外移位，直到腰際兩側。

掌拍打帶脈

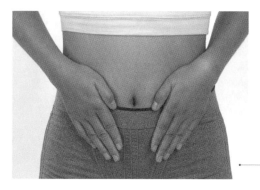

3 ── 休息片刻，閉目深吸氣，同時想像帶脈像橡皮筋一樣慢慢收緊。然後深呼氣，同時想像帶脈鬆弛下來。這樣反覆操作10次。

閉目深呼吸

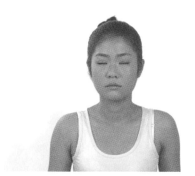

◈十二、排毒通便◈

人從飲食中獲取水穀精微，由脾運化至周身，肺氣亦有宣發之功，而飲食中的糟粕則沿大腸從肛門排出，另一部分經三焦水道入腎，最後經膀胱從尿道排出。

保持規律的排便有利於排出毒素，但現代生活節奏快，人們的活動量越來越少，很多人工作時間長，久坐電腦前，常出現便秘。現代人的食物越來越精，營養雖然充分，但粗纖維攝入得少，有些人無肉不歡，卻很少吃蔬菜水果，這些都可以導致便秘。

便秘不是特別嚴重的疾病，但是影響不小，像口臭、腹痛、色斑、焦躁等都會影響正常的生活和人際交往。出現便秘之後很多人或是不在意，或是胡亂吃些藥物通便，顯然都不是正確的處理方法。拍打療法便可以幫助大家解決便秘之苦。

大腸主運送糟粕，而肺與大腸相表裡，肺又主肅降，所以肺和排便也有密切的關係；肝主疏泄，所以肝氣是否條達也會影響排便。此外，胃、小腸、大腸在中醫裡都屬土，其氣貫通，以胃氣為統領，而胃氣以通降為順，所以降胃氣也有助於通便。

治則：降氣通便。

經穴及部位：大腸經、胃經、肺經、肝經、腹部、長強。

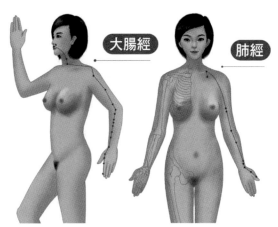

1. 大腸經、肺經

大腸經從鼻翼旁的迎香穴開始，經過頸部，貫穿手臂，止於食指指尖。而「肺與大腸相表裡」，肺將充足的新鮮血液佈滿全身，促進大腸進入興奮狀態，完成吸收食物中的水分和營養、排出渣滓的過程。清晨起床後排便最好。

從肩胛骨凹陷處連出一條直線，沿著手臂內側，到拇指內側端止，為肺經。

◉ 開始操作

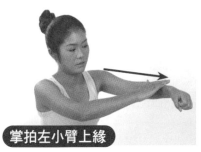

掌拍左小臂上緣

1
—— 取坐姿，伸左臂，右手成平掌，用力拍打左臂上緣（步驟 1~3 皆為大腸經和肺經的循行位置）。

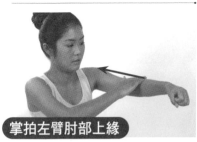

掌拍左臂肘部上緣

2
—— 從手的方向拍向肩頭，每個部位的時間次數不限，感到酸脹微痛時再向上移動。

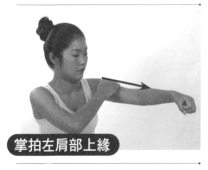

掌拍左肩部上緣

3
—— 拍打到肩頭後再返回拍向手的方向，方法同前。這樣反覆操作數次，以手臂微微酸脹疼痛為度。換另一側用同樣方法拍打。

2.胃經、肝經

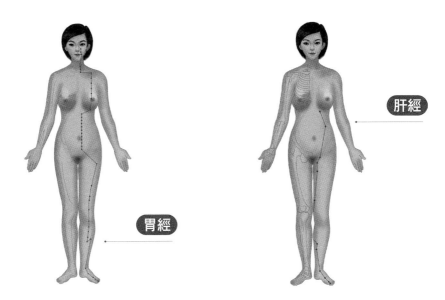

　　胃經始於鼻翼兩側，上行至內眼角，往下途經頸部，順著雙乳，經過腹部，到兩腿正面，止於第四趾趾間。面部血供主要靠胃經，顏面的光澤程度、皮膚的彈性都與胃經有關。

　　肝經起自趾根根部的大敦穴，經腳背、腿內側、腹部，一直到乳房下 2 寸的期門穴。

　　古語云「大腸小腸皆屬於胃」，胃主消化，把食物變成人體可以吸收的精微物質；小腸主泌別清濁，把「清」的精微物質吸收入人體，把「濁」的代謝產物轉運入大腸；而大腸則主傳導糟粕，把對人體有毒有害的代謝產物排出體外。排泄，是人體主要的排毒方式，保證每日大便通暢，就是一種很好的排毒方法。

　　臉部兩側以及小腹是肝經和膽經的反射區，一旦肝臟排毒不暢快，臉部兩側就會冒痘；青色是肝膽之色，肝膽排毒不暢，臉色自然發青；肝毒不能及時排出，會阻礙氣的運行，肝氣鬱結，黃褐斑就會爬上臉龐，情緒也會低落。

◉ **開始操作**

雙拳叩打胸部兩側

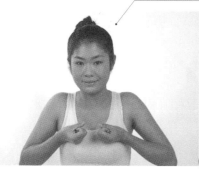

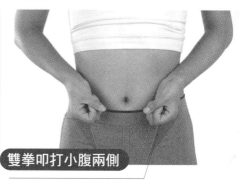

雙拳叩打小腹兩側

1 取坐姿，雙手成空心拳叩打胸部兩側（胃經的循行部位），經乳房直線向下移動，到腹部時位置稍微向裡一些，直到小腹。叩打時每個部位的時間次數不限，直到局部微微酸脹疼痛再向下移動。留意女性叩打至乳房時要繞過。

2 取站姿，踮腳跟數次，全身隨著震顫。

踮腳跟

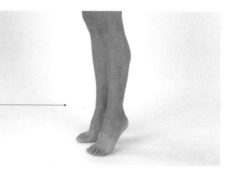

3 俯身，雙腿微分，雙手成平掌拍打左腿兩側（外側是胃經，內側則覆蓋肝經），由上至下，直到腳踝。拍打時間次數不限，感到局部酸脹疼痛時再向下移動。用同樣的方法拍打右側。

拍打小腿上的肝經、胃經

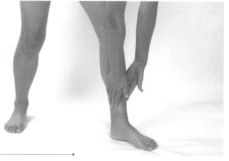

3. 腹部

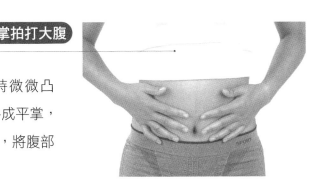

掌拍打大腹

◉ 開始操作

　　深呼吸數次，吸氣時微微凸腹（不要過度用力），雙手成平掌，拍打大腹，力道由輕漸重，將腹部脂肪拍打震顫。

4. 長強穴

　　長強穴位於尾骨和肛門中間的軟處，刺激長強穴可以增加便意，每天早晨拍打效果更好。關於長強穴的操作方法比較獨立，所以單獨進行介紹。

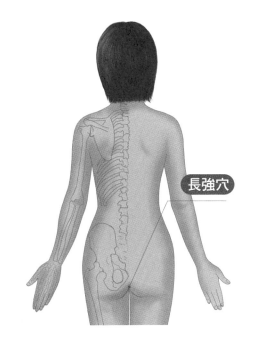

長強穴

　　晨起飲水三大杯，
　　叩打長強覺重墜。
　　輕吸重呼降肺氣，
　　發音提肛內似垂。
　　直到腸鳴腹脹痛，
　　稍忍片刻入廁圍。

◉ 開始操作

1
　早上起來先喝三大杯水，加
些蜂蜜更好，然後跪俯在床上，臀
部翹起，反手成空心拳，拇指關節
凸出，用拇指凸出來的關節叩擊長
強穴。漸漸加力，反覆擊打 50 次，
效果好的時候會感覺長強穴發脹，
有一種沉墜感。

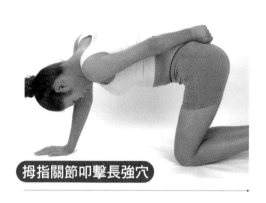

拇指關節叩擊長強穴

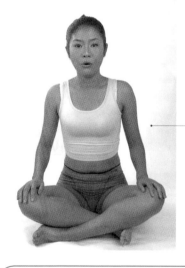

練習輕吸重呼

2
　取坐姿，盤腿，雙手輕放在膝蓋上。
輕輕吸氣，再重重呼氣，這樣反覆操作
20 次。

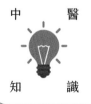

中醫知識

因為肺主宣發肅降，呼氣雖然向上向外排出廢氣，但肺氣本
身更偏於肅降。而肺又與大腸相表裡，肺氣降有助於腸氣降，
所以輕吸重呼有一定助排便的作用。

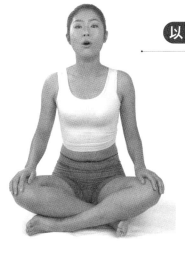

以「ㄥ」結束呼吸練習

3

—— 如果環境允許，還可以在休息片刻之後進行「發聲想像」。即輕吸重呼，但在呼氣時發出聲音，最好是以「ㄥ」結尾的字，像「鬆靜通洞」。如果夠放鬆，就會感到周身震動，同時想像身體像個竹桶，在震動中濁氣濁物向下沉積。這樣反覆發聲想像 20 次。

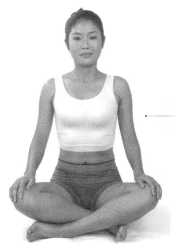

休息收腹

4

—— 休息片刻，開始用力提肛門，同時收腹，堅持數秒再放鬆。這樣反覆操作 20 次，精神要集中。

注 意 ！ 事 項

如果效果良好，主觀上會有腹內重墜下沉的感覺，這其實就是便意增強的結果。忍住便意，先不要去廁所，等過了片刻便意加重忍無可忍時再去，就可以通暢地排便了。

◎十三、益氣養血 肺腎氣虛◎

　　氣血是中醫裡非常重要的概念，可以說是行使各種功能的基礎。氣的概念非常抽象，基本上是指無形的功能屬性。而血除了指血液本身，也包括血液的無形功能以及大部分有形的組織。

　　中醫裡的很多概念都不是純粹的物質化概念，是結合了物質、功能，甚至是精神的集成概念，不能將之狹隘化理解。

　　中醫認為脾胃是後天之本，脾運化水穀精微達於全身，並從中獲得能量，是氣血生化之源；肺主氣，與全身氣的生成和氣機的調節密切相關；腎是先天之本，腎中藏有元氣，元氣以三焦為通道布達於五臟；脾所運化的精微物質進入血液成為榮氣，也叫營氣，或者營陰。

　　等它們到了心就變成紅色，這才算是生成了血，即所謂的「奉心化赤為血」。當然，按西醫理論，這是不正確的，血的顏色跟血紅蛋白有關，並不是心臟的作用。

　　腎陽對於化生血液也起著根本的作用，血為陰中之陽，腎陽充足才能溫養血液，這跟西醫的理論有一定的重合之處。西醫認為血液是由骨髓裡的紅骨髓生成的，在大出血的時候，黃骨髓還會轉變成紅骨髓以促進造血，而中醫裡的腎就是主骨生髓的。

　　總之，要想益氣養血就要脾、胃、心、肺、腎兼顧。若是平時氣短乏力，是肺氣虛。若是嚴重到氣虛浮越，動則微喘，是腎虛不能納氣。

　　治則：益肺固腎。
　　經穴及部位：肺經、湧泉、命門、小腹。

1. 肺經、小腹

從肩胛骨凹陷處連出一條直線，沿著手
臂內側，到拇指內側止，為肺經。肺氣虛，防
禦功能降低，正氣則不足，邪氣也就有了可乘
之機。所以，保持肺經通暢，能夠改善補氣、
調氣逆。

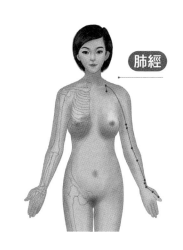
肺經

 開始操作

1
—— 取坐姿，盤腿，閉目深呼吸 10 次，想像
空氣隨著吸氣深入下腹，通達全身，呼氣時不
加意念。

2
—— 休息片刻，伸左臂，右手成平掌，輕輕
拍打左臂上緣，這裡是肺經的循行路線。由肩
拍向手，每個部位時間次數不限，直到手臂酸
痛再向下移動。這樣反覆操作 10 次。注意手
法不要過重。再用同樣的方法拍打右臂。

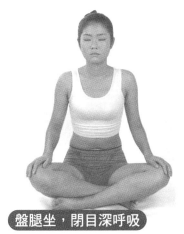
盤腿坐，閉目深呼吸

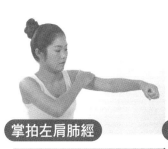
掌拍左肩肺經

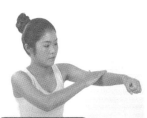
掌拍左臂肺經

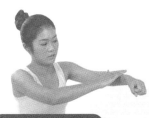
掌拍左小臂肺經

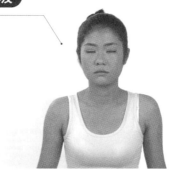

放鬆閉目深呼吸

3
── 放鬆休息，深吸氣，同時想像
空氣隨著吸氣到達小腹，在小腹裡盤
轉，效果好時會覺得小腹微熱。此時
不要強加意念，要順其自然。

2. 命門

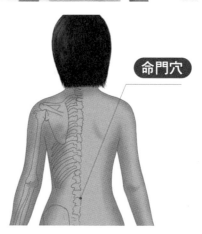

命門穴

　　命門穴位於腰部，後正中線上，
第 2 腰椎棘突下凹陷處。指壓時，
有強烈的壓痛感。命門穴外輸的陰性
水液有維繫督脈氣血流通不息的作
用，同時還能強腎補陽氣。

● 開始操作

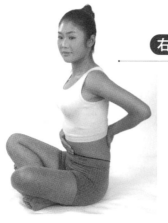

右手拍丹田，左手拍命門穴

　　取坐姿，盤腿，右手置於小腹丹田，左手在
背後置於腰間命門穴，均以手心貼住皮膚。同時
用平掌拍打這兩個部位，力道漸增，節奏要慢，
想像腰腹之間有一股原本滯澀的氣流，被拍打震
盪起來，漸漸發熱。這樣拍打 100 次。

3. 湧泉

湧泉穴位於腳前部凹陷處第二、第三趾趾縫紋頭端與腳跟連線的前三分之一處，當用力彎曲腳趾時，腳底前部出現的凹陷處就是湧泉穴。湧泉，顧名思義就是水如泉湧。有水則能生氣，湧泉如山環水抱中的水源，給人體形成了一個強大的氣場，維護著人體的生命活動。湧泉能活躍腎經內氣，引導腎臟虛火及上身濁氣下降。

湧泉穴

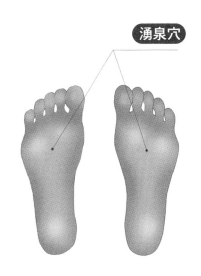

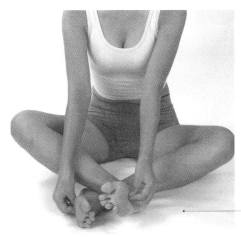

● **開始操作**

1
盤腿打坐，雙腳交叉，雙手五指聚攏，用五指指尖叩擊腳底湧泉穴，共 100 次。

雙手五指指尖叩擊雙腳湧泉穴

注意事項

這種打坐的姿勢難度很大，如果不能做到不要勉強，否則會傷到筋骨，可以左右分開進行操作。

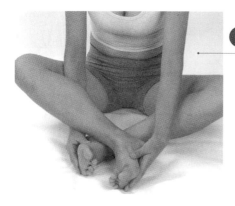

雙手掌心分別蓋住雙腳腳心

2
—　叩擊結束後，雙手掌心分別蓋
住腳心，同時想像小腹內生出一股熱
水流向腳心，再返回小腹，所到之處
溫熱無比，而體內則充滿能量，呼吸
也越來越順暢。

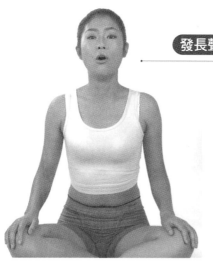

發長聲「鬆」

3
—　休息片刻，微仰頭，發長聲
「鬆」，直到氣盡，這樣反覆操作
10 次。記得一切想像都要順其自然，
不可勉強。本拍打方法可以益肺補腎
固元，納氣歸巢，初用效果不明顯，
久而久之，效果方著。

十四、益氣養血
脾胃氣弱、脾腎陽虛

　　若是食欲減退，食量下降，身體乏力，肢體沉重，說話中氣不足，面色萎黃萎白，口唇眼瞼缺乏血色，是脾氣虛、胃氣弱，同時導致血虛。

　　如果同時有五更泄瀉之症就說明脾陽、腎陽亦虛，因為腎陽為一身陽氣之根本，可以溫脾土，脾土失溫則五更晨起泄瀉腹痛。

　　治則：健脾和胃，益氣養血，益火生土。
　　經穴及部位：脾經、足三里、期門、章門、膈俞、肝俞、命門。

1.腿部脾經

　　足太陰脾經起於腳趾內側，循腳內側上小腿，先走中線，上升到內踝上8寸之後，走向前緣，此後一直沿著腿內側前緣上升，到腹股溝沖門穴附近穿入腹部。

　　在中醫理論當中，脾的功能非常強大，被稱為氣血生化之源。所以，運用經絡健脾法可以增強人體的氣血，把新鮮氣血輸送到身體的各個部位，讓血液保持快速周流的狀態。

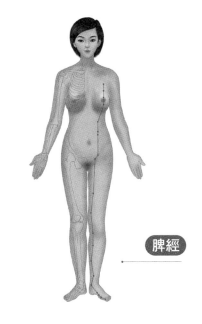

脾經

◉ **開始操作**

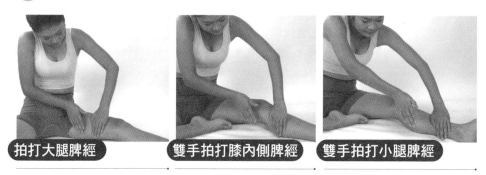

| 拍打大腿脾經 | 雙手拍打膝內側脾經 | 雙手拍打小腿脾經 |

　　取坐姿，伸出雙腿，稍微分開一定角度，一腿彎曲，雙手成平掌，拍打左腿內側。每個部位時間次數不限，肢體酸脹發麻時再向下移動，直到腳內側（這是脾經的循行路線）。這樣反覆操作 10 次後，換另一側用同樣方法操作。補法應該按照脾經的氣血運行方向（從內踝關節向上到腹部為止）。

2. 足三里

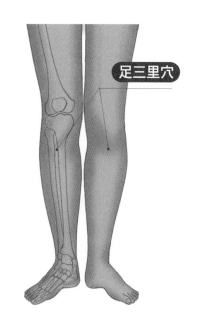

足三里穴

　　足三里穴位於外膝眼下四橫指、脛骨邊緣。找穴時可以以左腿用右手、右腿用左手以食指第二關節沿脛骨上移，至有突出的斜面骨頭阻擋為止，指尖處即為此穴。

　　刺激足三里穴能使胃腸吸收功能增強，提高機體的免疫功能。

● **開始操作**

雙手拍打足三里穴

1
—— 雙腿彎曲，俯身拍打同側足三里
穴，力量漸增，次數不限，以皮膚疼痛、
肌肉酸脹為度。

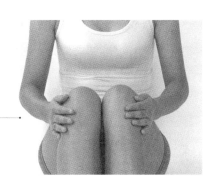

抖動雙腿放鬆

2
—— 結束後抖動雙腿放鬆。

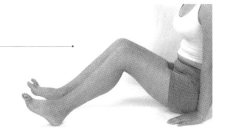

3. 期門、章門

　　期門位於胸部，乳頭直下，第 6 肋間隙，前正中線展開 4 寸。期門穴
為肝經的募穴，是臟腑之氣匯聚於胸腹部的特定穴位。

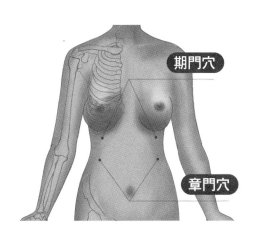

期門穴

章門穴

　　章門在側腹部，第 11 肋游離
端的下方。中醫有「臟會章門」之
說，也就是說五臟的氣血都要在此
地匯聚，同時章門是脾的「募穴」，
對於刺激內臟尤其是脾臟的氣血有
著非常明顯的作用。

● 開始操作

雙拳拳輪叩打兩側期門穴

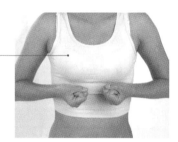

1 盤腿打坐，雙手成空心拳，以雙拳拳輪同時輕輕叩打兩側期門穴，力量要適中，以胸脅部發脹、微覺疼痛為度。共 50 下。

2 休息片刻，雙手五指併攏，先緩緩吸氣，然後憋住氣，此時以雙手五指指尖分別叩擊兩側章門穴。力道要輕，時間次數不限，直到堅持不住將氣呼出為止。這樣反覆操作 10 次。

雙手五指指尖叩擊兩側章門穴

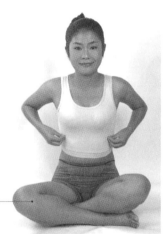

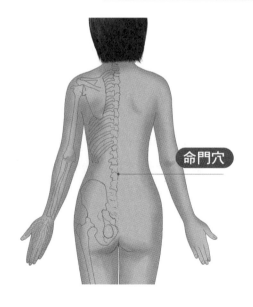

命門穴

4. 命門

正坐直腰，以兩手中指按住臍心，左右平行移向背後，兩指會合之處為命門穴，命門穴正對肚臍中間。刺激命門穴可以溫脾腎，固泄瀉。

◉ 開始操作

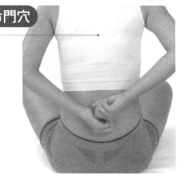

雙手拳眼交替叩打命門穴

雙手背後，成空心拳，用拳眼左右交替
叩打命門穴。閉目緩緩呼吸，呼吸都要放大到
極限，同時想像命門穴裡面越來越熱，熱氣透
達四周，漸漸開始發亮，光亮照亮內臟。時間
次數不限，以命門穴發熱為度。

5.膈俞和肝俞

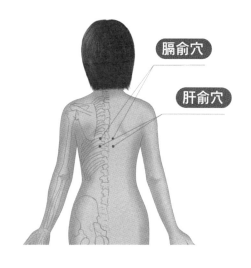

膈俞穴

肝俞穴

膈俞穴位於背部，第 7 胸椎棘突
下，展開 1.5 寸；肝俞穴位於背部，第
9 胸椎棘突下，展開 1.5 寸。此外，肝
藏血，膈俞散熱化血，刺激肝俞、膈俞，
可以活血行血、補血養血。

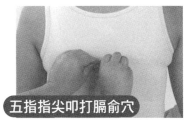

五指指尖叩打膈俞穴

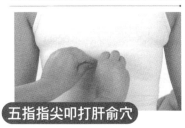

五指指尖叩打肝俞穴

◉ 開始操作

俯臥，讓家人找到膈俞穴和肝俞穴，
將五指聚攏，用五指指尖先後分別叩打這
兩個穴位。時間次數不限，力量漸漸加
重，直到感覺後背酸脹疼痛，此時再漸漸
減輕力度，直到酸痛的感覺明顯減退。這
樣反覆操作 5 次。

◎十五、益氣養血 心氣血虛 ◎

若是心悸、健忘、失眠、多夢，是心氣血虛。

1. 心經、心包經

手少陰心經起於腋下極泉穴，沿手臂內側後緣走行，最後止於小指內側少沖穴；手厥陰心包經起於乳頭外1寸的天池穴，繞經肩部

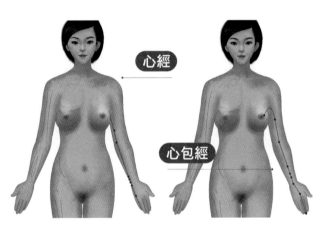

折向手臂，沿手臂中線走行，最後止於中指指尖中沖穴；心主血脈和神志。經常刺激心經和心包經，能夠循行通暢，氣血旺盛。

● 開始操作

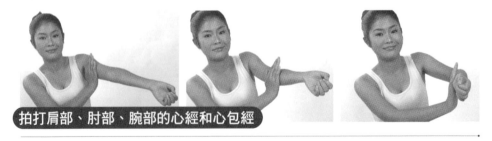

拍打肩部、肘部、腕部的心經和心包經

取坐姿，伸左臂，右手成平掌，拍打左臂內側（心經和心包經的循行路線）。從肩頭拍向手，時間次數不限，每個部位感到酸痛時再向下移動。這樣反覆操作5次。另一側用同樣的方法操作。

2. 脾經

足太陰脾經起於腳趾內側，循腳內側上小腿，先走中線，上升到內踝上 8 寸之後，走向前緣，此後一直沿著腿內側前緣上升，到腹股溝沖門穴附近穿入腹部。

中醫認為脾的功能非常強大，被稱為後天之本、氣血生化之源。運用經絡健脾法可以增強氣血，為防病治病儲備能量。

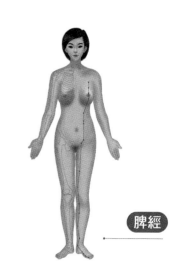

脾經

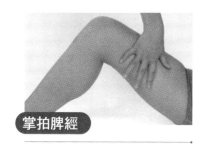

掌拍脾經

● 開始操作

雙腿分開，俯身向左，雙手成平掌，拍打左腿內側（脾經循行路線）。由腹股溝拍向腳部，每個部位拍打的時間次數不限，局部感到酸脹微痛後再向下移動。用同樣的方法對右側進行操作。

3. 膈俞和脾俞

膈俞穴位於背部，第 7 胸椎棘突下，展開 1.5 寸；脾俞穴位於背部，第 11 胸椎棘突下，展開 1.5 寸；膈俞穴歸屬足太陽膀胱經，有養血和營、理氣寬胸、活血通脈等作用。中醫認為，脾為後天之本、氣血生化之源，刺激脾俞相當於強化脾臟功能，能夠生血補血。

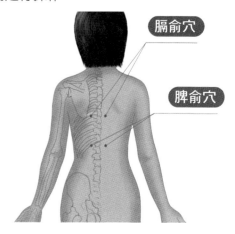

膈俞穴

脾俞穴

◉ 開始操作

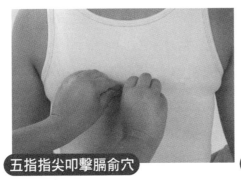

五指指尖叩擊膈俞穴

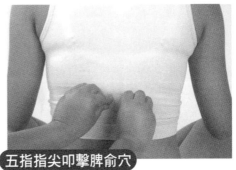

五指指尖叩擊脾俞穴

俯臥，由家人找到背部膈俞和脾俞兩穴。五指聚攏，用五指指尖先後分別叩擊這兩個穴位。力道漸漸增加，以輕度酸痛為度。時間次數不限，直到穴位微微發熱。

注意事項

要注意避風。拍打脾經是因為脾屬土，心屬火，而火能生土，故心為脾之母。中醫認為「母虛補其子」，所以實脾益土有助於壯大心的氣血。

中醫氣血的概念和西醫有很大差別，不能進行直接對照，尤其是氣的概念差別更大。一般來說，中醫如果出現血虛，西醫一般表現為貧血。需要強調的是，如果西醫診斷為嚴重貧血，需要到醫院進行詳細檢查，因為有可能是血液疾病造成的，如骨髓纖維化、再生障礙性貧血等。

此時單純運用拍打療法是不會起到明顯作用的，需要靠正規治療，但拍打療法的輔助性作用也不可小覷。拍打療法以通經活絡為主要治療效果，補虛並非其所長，如果身體虛弱、氣血兩虧，僅憑拍打療法是不夠的，還要找到病因，治療原發病，進行適當鍛鍊身體，飲食要富含營養，養成良好的作息規律，同時配合益氣養血的中藥調理。

◎十六、清熱瀉火 肝火 ◎

　　中醫認為「陽常有餘，陰常不足」，所以人體常有火熱症狀。老百姓最常用的一個詞就是「上火」，中醫裡「火」是一種屬性，是具有這種狀態屬性的一類症狀的總稱。

　　上火一般表現為口腔潰瘍、舌尖起刺、咽喉疼痛、心煩失眠、煩躁多夢、舌苔發黃、面紅目赤、晨起眵多（眼屎多）、尿黃尿痛、急躁易怒、便秘灼熱、口臭沖人等症狀。這些表現都說明有內火，很多人出現這些症狀時會透過一些不太正確的方式「去火」，比如過度飲冷，或是服用一些清熱去火的藥物。

　　其實這些內火常是虛火，中醫認為「實火當清，虛火當養」，就是說虛火要滋養陰津，實火才能用清熱瀉火的方法。所以在以虛火主為時，使用清熱瀉火法就很容易造成「寒傷陽」，雖然暫時似乎有效，但是會因此而損傷胃陽肝陽，對於治療虛火沒有什麼價值，甚至導致更嚴重的疾病。

　　至於飲冷這種方法更是沒有太大的意義，因為冷飲只能暫時抑制陽熱的勢頭，卻不能針對根本。在有胃火時，有些人為了痛快就過度飲冷，造成了胃瘀血。

　　就算是去除實火，用藥也非常有講究，要「中病即止」，即有了一定的效果就要停下來，改用其他方法。可是很多人不懂醫理，見到用藥有效，就繼續用藥，以為可以「去根」，結果造成對陽氣的損傷，甚至出現「寒伏熱遏」。所謂寒伏熱遏即用過度的寒涼壓制了熱邪，但熱邪並沒有消失，而是鬱於體內，敗損血肉，內沖心神，生瘡化腐，此即「寒包熱」。

　　採用拍打沒有這些不良反應，因為拍打療法的效果是雙向調節，有實

火虛火時都可以瀉火，虛證時也不會傷陽。如果脾氣暴躁易怒、兩目紅赤、舌頭兩邊紅、耳鳴如轟，是肝火盛的表現。

　　治則：清肝瀉火。

　　經穴及部位：肝經、膽經、後背。

1. 肝經

　　肝經起自趾根根部的大敦穴，經腳背、腿內側、腹部，一直到乳房下 2 寸的期門穴。膽經由臀部中點開始，沿大腿筆直下滑，至腳踝底端結束。

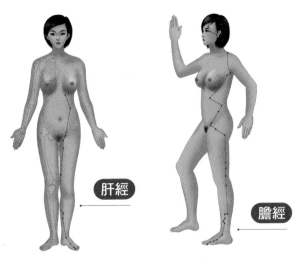

肝經

膽經

1 ── 取站姿，踮腳跟顫動身體 20 次，全身要放鬆，腳跟要用力撞地以便引起明顯的震顫。

2 ── 雙手握空心拳，左右交替用拳心叩擊胸口，同時發「鬆」的聲音，使聲音隨著叩擊震顫，直到呼氣盡，同時想像體內火熱隨著呼氣排出體外。這樣反覆操作 10 次。

● **開始操作**

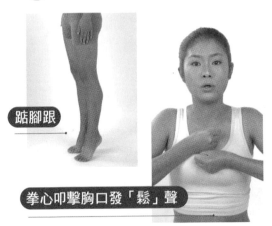

踮腳跟

拳心叩擊胸口發「鬆」聲

拳輪叩擊期門穴	拳輪叩擊章門穴	拳輪叩擊日月穴
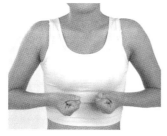	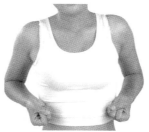	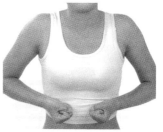

3

── 雙手成空心拳，用拳輪分別輕輕叩擊肝經的期門穴、章門穴及膽經的日月穴，力量要輕，逐漸加重，以能夠忍受為度，同時想像體內火熱隨著拍打得以鬆散分解。每個穴位叩擊 100 次。

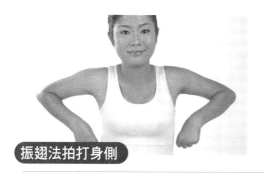

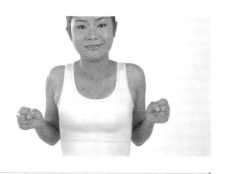

振翅法拍打身側

4

── 休息片刻，調勻呼吸，曲臂，雙臂內夾如振翅狀，拍打身體兩側。拍打時呼吸要緩慢，力量以疼痛可以耐受為度，共 100 次。

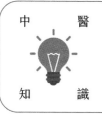

中 醫 知 識

身體兩側是膽經循行的部位，膽與肝互為表裡，肝火常移為膽火，所以震盪膽經也有很好的瀉肝火作用。而且肝火盛時常會有胸脅脹痛，夾臂振動體側經絡可以緩解疼痛。

五指指尖叩擊耳周

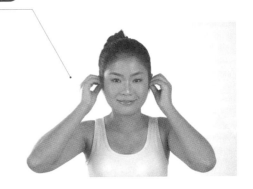

5
—— 休息片刻，雙手五指微分微彎，用五指指尖輕輕叩擊耳周部位。時間次數不限，直到耳周感覺發熱。此外，耳周是膽經在頭面部的循行部位，叩打耳周對於肝膽火造成的耳鳴有很好的治療效果。

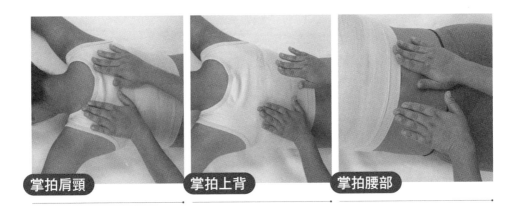

掌拍肩頸　　掌拍上背　　掌拍腰部

6
—— 俯臥，讓家人幫忙拍打後背。雙手成平掌，用力拍打後背，由上至下，時間次數不限，直到將後背拍紅。

注意事項　如果體內有火，一般會產生痧疹，此時可以繼續拍打，以感到身體舒暢為度。時間可以適當長一些。但要注意後背的痧疹是無法立即拍散的，這跟拔罐是一樣的道理。

◎ 十七、清熱瀉火 心火 ◎

如果心煩意亂、失眠多夢、舌尖紅赤、舌尖起刺,是心火盛的症狀。

治則:清心瀉火。

經穴及部位:心經、心包經。

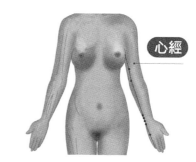

心經

1. 手少陰心經

手少陰心經起於腋下極泉穴,沿手臂內側後緣走行,最後止於小指內側少沖穴;手厥陰心包經起於乳頭外1寸的天池穴,繞經肩部折向手臂,沿手臂中線走行,最後止於中指指尖中沖穴;心包包裹在心外,心包保護著心,有「代心受邪」的作用,心經上的實邪和火熱,都可以交給心包經去疏泄。

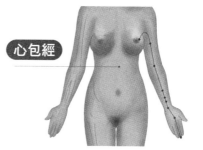

心包經

● **開始操作**

盤腿打坐微閉目

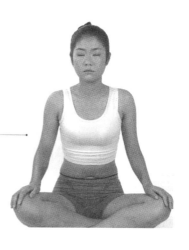

1
　盤腿打坐,緩緩呼吸 10 次,微微閉目。

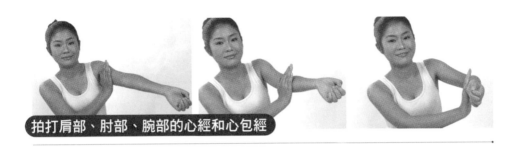

拍打肩部、肘部、腕部的心經和心包經

2
—— 甩動雙臂數次，伸左臂，右手成平掌，拍打左臂內側（這是心經和心包經的循行部位）。由肩部拍向手，次數時間不限，直到感覺手臂酸麻。換另一側，方法相同。

甩動手臂

3
—— 甩動手臂數次，休息片刻。

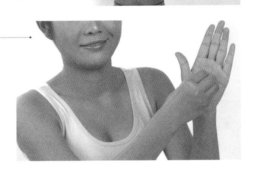

五指指尖叩擊勞宮穴

4
—— 緩緩吸氣，憋住，右手五指聚攏，用五指指尖叩擊左手勞宮穴，力道重一些，以疼痛可以耐受為度，時間次數不限，直到憋不住氣。這樣反覆操作 10 次後，換另一側用同樣方法進行操作。

甩兩手腕

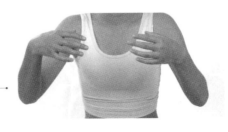

5
—— 甩兩手腕，放鬆手部。

◎十八、清熱瀉火 胃火◎

如果胃脘灼熱疼痛、口氣沖人、舌紅苔黃、口腔潰瘍，是胃火盛的症狀。

治則：清胃瀉火。

經穴及部位：胃經。

1. 胃經

胃經始於鼻翼兩側，上行至內眼角，往下途經頸部，順著雙乳，過腹部，到兩腿正面，止於第四趾趾間。胃經瘀堵，時間久了會形成熱，必沿經絡上拱，最終會找到出口，以此突圍瀉熱，這就是胃火上炎。例如，胃經入上牙床，上火牙痛，就是胃熱從此處沖出了開口。胃經循口周，爛口角流黃水，就是胃熱沖到了此處。胃經夾咽喉兩側，嗓子腫痛也可因胃熱而起。胃經在臉上所經過的部位鼓包長痘，皆為胃熱。清楚的明辨胃熱後，只要著手去循胃經，找到瘀堵的疼點，並一一將其拍開，使經絡通暢，胃氣可按正常路線向下循行，胃火上炎的毛病會自然痊癒。

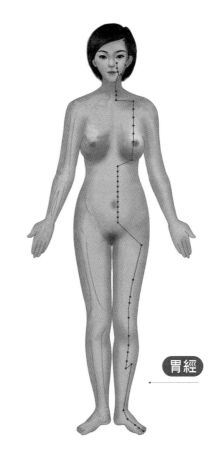

胃經

◉ 開始操作

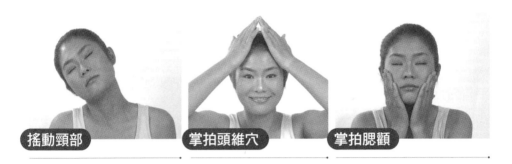

搖動頸部　　　　掌拍頭維穴　　　　掌拍腮頰

1
—— 取站姿，緩緩搖動頸部，每個角度都到極限，先順時針後時針逆各10圈。

2
—— 雙手成平掌，拍打兩側頭角，這裡是胃經的頭維穴。用力適中，但震顫感要強，以頭部微感疼痛為度。共拍打100次。

3
—— 微閉雙眼，雙手成平掌，拍打顴腮部位。時間次數不限，直到臉面發紅發熱。

兩指指尖叩擊缺盆穴

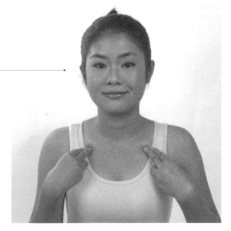

4
—— 雙手食中兩指併攏微彎，深吸氣，憋氣，然後用兩指指尖叩擊缺盆穴。力量先輕後重，以疼痛可以耐受為度，時間次數不限，直到不能堅持吐氣為止。這樣反覆操作10次。

五指指尖叩擊胸腹胃經

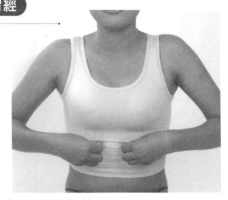

5
—　雙手五指分開微彎，用五指指尖叩擊胸腹胃經循行路線，力量先輕後重，以局部酸脹微痛為度。每個部位時間次數不限，局部酸脹疼痛明顯時再向下移動，直到腹部，留意女性注意避開乳房。

掌拍小腿前側胃經

掌拍大腿前側胃經

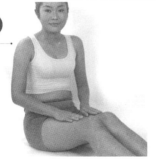
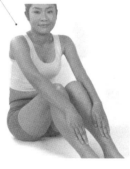

6
—　取坐姿，俯身同時用雙手平掌拍打雙腿前側胃經循行的部位，力度要大。局部拍打的時間次數不限，直到將皮膚拍紅拍熱再向下移動，直到腳踝。

閉目深呼吸

踮腳跟

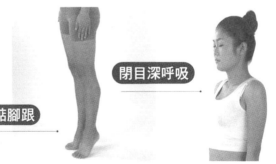

7
—　休息片刻，踮腳跟，震盪全身。

8
—　閉目深呼吸，呼氣時想像體內熱氣隨著呼氣排出體外，而吸氣時想像吸入冰霧，冰霧漸漸在體內融化，此時會全身舒泰。

◎ 十九、清熱瀉火 肺火 ◎

如果面有痤瘡、呼吸喘促、咳嗽黃痰、咽喉腫痛、聲音嘶啞，是肺火盛的症狀。

治則：清肺瀉火。

經穴及部位：肺經，著重在少商、列缺，還可以配合曲池、缺盆。

1. 肺經

從肩胛骨凹陷處連出一條直線，沿著手臂內側，到拇指內側端止，為肺經。

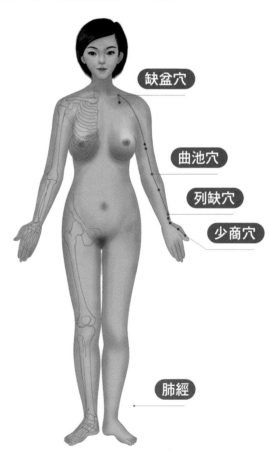

缺盆穴

曲池穴

列缺穴

少商穴

肺經

◉ 開始操作

1
—— 取站姿，緩吸重呼 10 次。

2
—— 甩動手臂數次，伸左臂，右手成平掌，用力拍打左臂前緣。由肩部拍向手，局部時間次數不限，直到手臂發酸發麻再向下移動。這樣反覆操作 10 次後，換另一側用同樣方法操作。

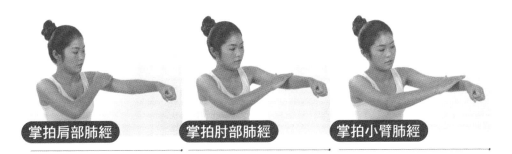

掌拍肩部肺經　　掌拍肘部肺經　　掌拍小臂肺經

3 用右手中指彈擊左手拇指外側緣
的少商穴，時間次數不限，直到穴位酸
脹疼痛。換另一側用同樣方法操作。

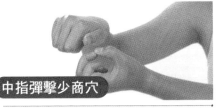

中指彈擊少商穴

4 用右手手刀砍擊列缺穴，時間次
數不限，直到穴位酸脹疼痛。換另一側
用同樣方法操作。

手刀砍擊列缺穴

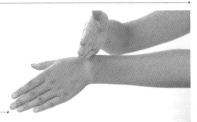

5 曲臂，找到左臂曲池穴，右手五
指聚攏，五指指尖用力叩擊曲池穴，共
100 次。換另一側用同樣方法操作。

五指指尖叩擊曲池穴

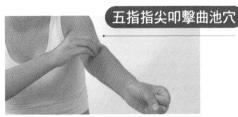

6 休息片刻，雙手食中兩指併攏微
彎，深吸氣，憋氣，然後用兩指指尖叩
擊缺盆穴。力量先輕後重，以疼痛可以
耐受為度，時間次數不限，直到不能堅
持吐氣為止。這樣反覆操作 10 次。

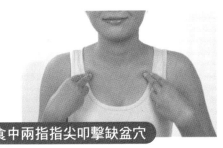

食中兩指指尖叩擊缺盆穴

◎ 二十、清熱瀉火 陰虛有熱 ◎

　　如果患者在上述表現的基礎上同時有口乾渴、眼目乾澀、皮膚乾燥等症狀，說明陰血津液虧虛比較明顯。

　　治則：滋陰生津。
　　經穴及部位：湧泉、三陰交。

1. 湧泉穴、三陰交穴

　　湧泉穴位於腳前部凹陷處第二、第三趾趾縫紋頭端與腳跟連線的前三分之一處，當用力彎曲腳趾時，腳底前部出現的凹陷處就是湧泉穴。

　　「腎出於湧泉，湧泉者足心也。」湧泉為人身諸穴的最下方，少陰又為人身六經之最裡。如果湧泉穴溫暖，人體至陰部位得陽而充，陽氣充足則引力增大，上部的陽被引下而歸源。湧泉常能讓人滿口甘津，這是人體水泉上湧的徵兆，也是火降水升、上下交泰的佳徵。

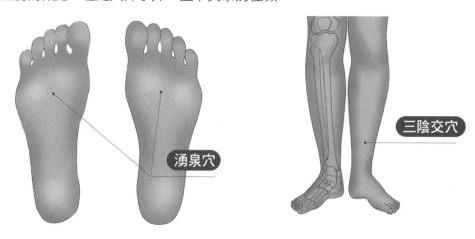

湧泉穴

三陰交穴

　　三陰交穴在小腿內側，腳內踝尖上 3 寸，脛骨內側緣後方；該穴是肝、脾、腎三經的交會穴，補三經之陰，也就是補肝經、脾經及腎經之陰。

◉ 開始操作

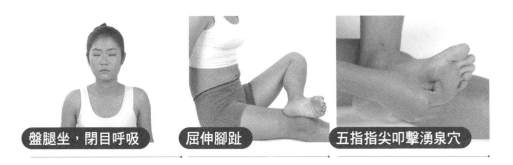

盤腿坐，閉目呼吸　　屈伸腳趾　　五指指尖叩擊湧泉穴

1 盤腿打坐，呼吸 10 次。

2 將左腳放到右腿上，反覆用力屈伸左腳腳趾 10 次。

3 右手五指聚攏，用五指指尖叩擊湧泉穴。力量適中，共 50 次，同時想像湧泉穴皮下漸漸滋生出藍色的清涼水液。休息片刻，用同樣的方法對另一側進行叩擊。

4 閉目休息，想像腳心水液緩緩盤旋流動。

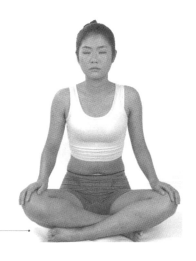

盤腿坐，閉目休息

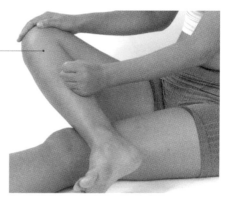

拳輪叩擊三陰交穴

5
— 找到左腿三陰交穴，右手成空心拳，用拳輪叩擊該穴，力度適中，共 50 次，同時想像皮下生出藍色清涼液體。換另一側用同樣方法操作。

6
— 休息片刻，輕輕拍打小腿內側，次數不限，同時想像藍色水液漸漸匯聚到一起，並順著小腿來回流動。

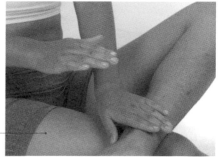

拍打小腿內側

舌頭來回攪動

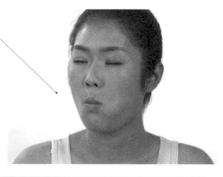

7
— 在這個過程中，有時嘴裡會生出津液，可以用舌頭適當攪動，待積累滿口時一點點將津液咽下去，直送到小腹丹田，在丹田緩緩盤旋。

注意事項

人體產生火熱是很常見的，千萬不要輕率地過度服用清熱瀉火藥。中醫認為人體陽氣至貴至重，留一分陽氣就有一分生氣，上火雖然不好，但是寒藥傷陽更不好，這一點要切記。此外，拍打療法對於實火虛火都有效果，屬於雙向調節，非常安全，但不要刻意勉強。

◈ 二十一、降壓止暈 ◈
肝陽上亢、肝風內動、肝火上炎

　　中醫沒有高血壓的概念，雖然有些中醫疾病和高血壓有一定的對應，但並不是完全等同的，千萬不要將中醫病名僵化地和西醫病名進行對應。

　　西醫在排除了繼發性高血壓的情況下，判斷高血壓是很簡單的，以血壓升高作為標準。但同樣是高血壓患者，按中醫的證型標準可以分出很多類型，所以千萬不要一說高血壓就是肝陽上亢。從中醫角度治療高血壓，確定證型是很重要的，否則誤用藥方會造成不良後果。

　　拍打療法有其優勢，拍打療法基本沒有不良反應，就算是辨證錯誤，也不會產生嚴重的不良反應。從保健和輔助治療的角度來看，拍打療法是最佳的選擇之一。

　　如果患者頭暈易怒、走路頭重腳輕、面紅目赤、舌頭發紅、兩脅脹痛、耳鳴如轟，那是肝陽上亢、肝風內動，或是肝火上炎。這些都是實證，雖然證型在概念上有別，但臨床上常同時出現，有時是同一個患者在不同階段的表現。

　　治則：平肝柔肝，息風清熱。
　　經穴及部位：肝經、膽經。

1.肝經、膽經

肝經起自趾根根部
的大敦穴，經腳背、腿內
側、腹部，一直到乳房下
2 寸的期門穴。

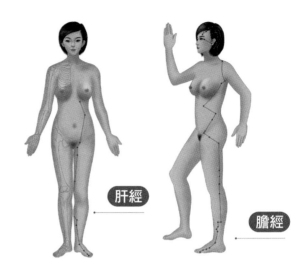

肝經

膽經

膽經走人體的側面。
膽經保護身體側面。起點
是眼角外側，在耳朵繞兩
圈，走大腿外側，最後從第四趾、小趾分出來，從小趾內側出去。

肝經、膽經不通的常見症狀是眩暈，血壓不穩，容易發怒衝動，自覺
胸悶胸脹、口乾口苦等。疏通肝經、膽經，可順肝經氣血，引肝氣下行，瀉
下肝熱，清熱祛風，止痛消腫，同時還能穩定情緒。

● 開始操作

掌拍打左大腿兩側肝經、膽經

1
—— 取站姿，雙腿微微分開，俯身拍打左腿
兩側（肝膽經在腿部的循行部位）。稍用力，
由大腿根移至腳踝，每個部位時間次數不限，
局部酸脹疼痛後再向下移動。這樣反覆操作 5
次後，換另一側用同樣的方法操作。

雙手拍打腹股溝區

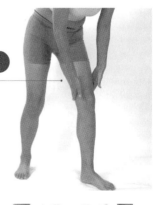

2
—— 休息片刻，雙手輕輕拍打兩側腹股溝區，
以局部微痛為度，共 50 次。

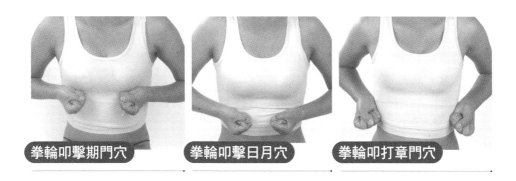

拳輪叩擊期門穴　　拳輪叩擊日月穴　　拳輪叩打章門穴

3
休息片刻，雙手成空心拳，用拳輪輕輕叩擊期門、日月兩穴，動作要慢，力度深入，以局部微感脹痛為度，共 50 次。

4
休息片刻，用雙拳拳輪輕輕叩打兩側章門穴。先深吸氣然後憋氣，開始叩打，速度要慢，力量適中，直到不能堅持呼氣為止。拍打時想像體內火熱順著章門穴向外泄出。這樣反覆操作 10 次。

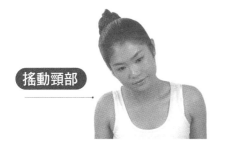

搖動頸部

5
閉目，緩慢搖動頸部，各個方向做到最大限度，動作要輕柔。

拍打頭頂百會穴

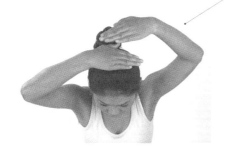

6
雙手左右交替，輕輕拍打頭頂百會穴，以感到輕微震顫為度，共 50 次。肝經在體內的分支有一條直到顛頂，所以震盪百會穴有一定疏通肝經的作用。

五指指尖叩擊耳周

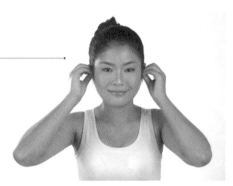

7
—— 五指彎曲，用五指指尖叩擊
耳周區域，力度適中，時間次數不
限，直到局部酸脹微痛。

拳輪叩擊風池穴

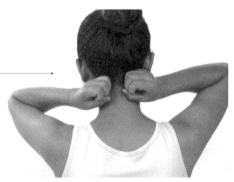

8
—— 雙手置於腦後，成空心拳，
以拳輪輕輕叩擊風池穴，共 50 次。

食中兩指指尖叩擊風府穴

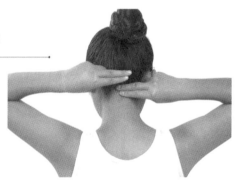

9
—— 雙手食中兩指併攏，用兩指
指尖左右交替叩擊風府穴，開始操
作同風池。後腦的風池和風府兩穴
不但可以袪外風，還可以息內風。

二十二、降壓止暈
陰虛陽亢

如果患者六脈細弦數，兩尺尤為沉細，常口渴、乏力、眼乾，是肝陰腎陰不足，此為陰不制陽，陽氣上亢，陰不制火，火氣上沖。

治則：補益肝腎陰液。

經穴及部位：復溜、腎俞、太溪、三陰交、照海、湧泉。

1. 足少陰腎經

足少陰腎經的復溜穴在內踝上 2 寸，在脛骨和跟腱之間；太溪穴在內踝踝骨後面，跟腱的前面。這裡有一處明顯的凹陷就是太溪。所謂太溪其實就是大溪，即大水，是滋陰要穴。

足少陰腎經的照海穴在腳內踝踝尖的下方凹陷中；三陰交穴位於小腿內側，內踝高點上 3 寸脛骨內後緣；足太陽膀胱經的腎俞穴在命門展開 1.5 寸的地方。

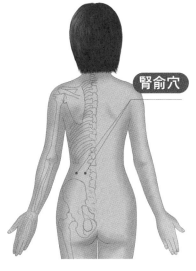

腎俞穴

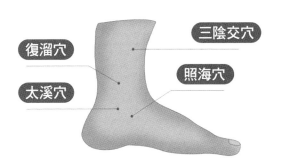

三陰交穴

復溜穴

照海穴

太溪穴

◉ 開始操作

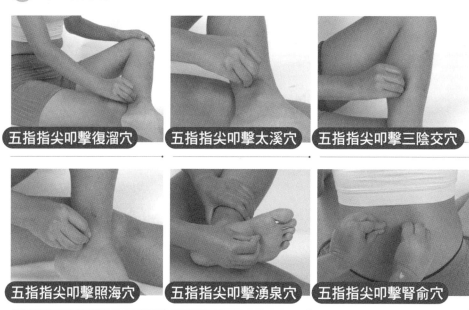

| 五指指尖叩擊復溜穴 | 五指指尖叩擊太溪穴 | 五指指尖叩擊三陰交穴 |
| 五指指尖叩擊照海穴 | 五指指尖叩擊湧泉穴 | 五指指尖叩擊腎俞穴 |

1
盤腿打坐，左腳放到右腿上，找到復溜穴。右手五指聚攏，用五指指尖叩擊復溜穴，深吸氣時用力叩，呼氣時力道減輕。同時想像穴位下面滋生出藍色液體，越來越多，漸漸向四外彌散。操作 5 分鐘以上。換另一側用同樣方法操作。

2
用同樣的方法對太溪穴、三陰交穴、照海穴、湧泉穴、腎俞穴進行叩擊，均操作 5 分鐘以上。

抖動雙腿

3
休息片刻，抖動雙腿放鬆，同時想像裡面的藍色液體匯聚成流，四下漫散。

◎ 二十三、消除疲勞 ◎

疲勞感主要是氣虛產生的，同時常伴氣滯。人因為勞動、運動產生的疲勞經過適當休息很快就會消失，而且可以增加體能。但是過度的體力活動和腦力活動會造成持續性的疲勞，如果本就氣血虛弱，那疲勞感更是難以恢復。這主要和肺、脾、心三臟相關，因為肺主一身之氣，脾為氣血生化之源，又主四肢肌肉，而心主血脈，心虛時必定疲勞倦怠，精神不振。除了體力和腦力活動，中醫還很重視性生活造成的疲勞。

西醫認為精液裡只含有少量蛋白質，1 次性生活只相當於跑 50 公尺消耗的能量，所以覺得房事對身體無害。

但是按中醫理論，1 次性生活所耗損的氣血雖然不多，但泄腎精、損元氣。腎中元氣和腎精是氣血生化的根本動力和材料，這些都不是後天飲食所能夠替代的。所以性生活一定要有節制。綜上可知，疲勞感根本上主要和肺、脾、腎、心有關。下面介紹一套迅速解除疲勞的拍打方法。

治則：益氣理氣，振動經絡。

經穴及部位：中府、足三里、章門、四肢。

1. 足三里穴、中府穴、章門穴

足三里穴位於外膝眼下四橫指、脛骨邊緣。找穴時左腿用右手、右腿用左手以食指第二關節沿脛骨上移，至有突出的斜面骨頭阻擋為止，指尖處即為此穴。足三里穴可以促進全身的血液循環、通暢經絡以及緩解疲勞等。

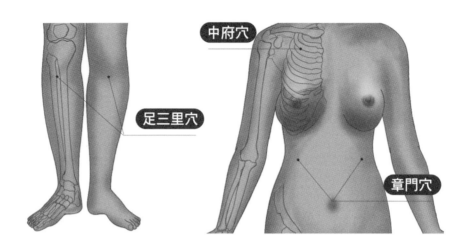

中府穴

足三里穴

章門穴

　　兩手叉腰立正，鎖骨外側端下緣的三角窩中心是雲門穴，由此窩正中垂直往下推一根肋骨（平第 1 肋間隙）處即是中府穴。中府是肺經的募穴，可以刺激肺氣振奮。

　　章門穴位於側腹部，第 11 肋游離端的下方。取穴時可把一隻手向上手心貼在臉上，肘尖對應的就是章門穴大概的位置。章門穴是連接五臟的門戶，可以通達五臟，調節五臟的功能。章門穴是脾經的募穴。「募」是聚集起來的意思，章門穴把脾經的功能和氣血會聚集在這裡。

◉ 開始操作

雙臂抱腿頭埋兩膝

1 仰臥，雙腿上提至胸前，雙臂抱住雙腿，頭埋在兩膝之間。閉目用力抱緊雙腿，全身一起緊繃起來，保持呼吸 10 次。

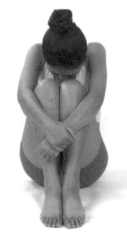

2
—— 鬆臂，雙手輕拍腿部肌肉，全
身放鬆，呼吸 10 次。

放鬆身體

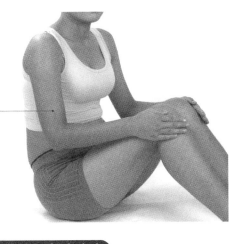

五指指尖叩擊中府穴

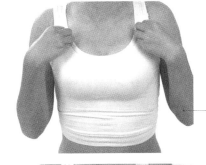

3
—— 取坐姿，雙手五指聚攏成尖，用五
指指尖叩擊兩側的中府穴，力度適中，以
微感酸脹為度，共 50 次。

4
—— 腿下垂，俯身拍打小腿外側足三里
穴，次數不限，以疼痛稍重為度，直到腿
發麻發酸。

拍打足三里穴

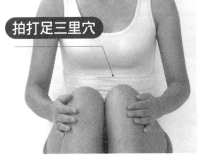

5
—— 取站姿，左手五指聚攏成尖，用
五指指尖叩擊章門穴，力量適中，以局
部微微酸脹為度，共 50 次。換另一側
用同樣方法操作。

五指指尖叩擊章門穴

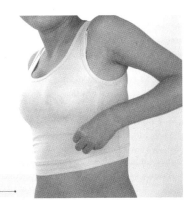

6
休息片刻，左右交替拍打手臂
內外側，順序隨意，次數時間不限，
以疼痛可以耐受為度，直到手臂發酸
發脹為止。

拍打手臂內外側

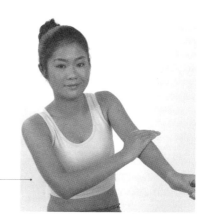

7
用同樣的方法拍打大腿、小腿。

拍打腿部

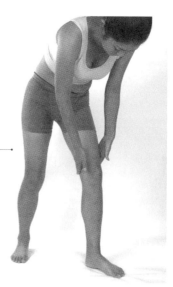

注意事項

暫時解除疲勞並不是終極目的，強行刺激精神振奮而不顧內
在氣血的虛弱更不可取。最重要的是要強壯臟腑，注意鍛煉
和休息，同時避免各種形式的過度疲勞。

◎二十四、補腎強腰◎

中醫認為「腎為作強之官」，即作用強大。腎中藏先天元氣，元氣是周身之氣的原始動力，是生命的根本，而腎陰腎陽又是主一身陰陽的根本。古人將腎比作五臟六腑之根。腎中藏精，男子以精為先天，所以腎精是否充足非常重要。雖然後天精微物質可以滋生腎精，但是不能完全替代。氣血的損傷是可以慢慢恢復的，而元氣和腎精的損傷是傷一分少一分，難以補回。腎虛時症狀很多，比如腰膝酸軟、尿頻無力、陽痿早洩、性欲減低、精神不振、周身無力，甚至影響生育。

治則：補腎強腰。

經穴及部位：腎經、命門、下丹田、腹股溝、長強、承扶。

1.腎經

腎經起自腳底湧泉穴，沿腿內側後緣向上過盆腔深處，從任脈展開 0.5 寸處向上直達胸前俞府穴。

腎為先天之本，藏精納氣，主生殖。腎經通暢才能保證身體各個部位得到元陽的滋潤，若不通則骨痿無力、齒搖脫落。精血不足，則發枯脫落、耳鳴耳聾、大小便異常、生殖功能低下。

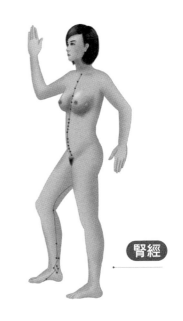

腎經

◉ 開始操作

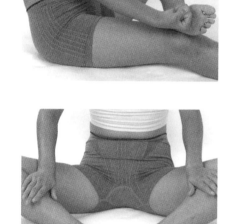

拳背叩擊湧泉穴

1
——盤腿打坐，左腳放到右腿上，右手成空心拳，用拳背輕輕叩擊湧泉穴，時間次數不限，直到腳心發熱。換另一側用同樣方法操作。

2
——順著腎經的循行路線上行，拍打小腿和大腿內側。每個部位的次數時間不限，直到將皮膚發熱再向上移動。這樣反覆操作 10 次後，換另一側用同樣方法操作。亦可兩側同時拍打。

拍打腿部腎經

2. 命門、下丹田、長強

命門在後腰正中線上，第 2 腰椎棘突下，與肚臍相齊平。命門對男子所藏生殖之精和女子胞宮的生殖功能有重要影響，對各臟腑的生理活動起著溫煦、激發和推動作用。命門火衰疾病與腎陽不足多屬一致，所以，補命門火的藥物多具有補腎陽的作用。

跪伏或胸膝臥位，在尾骨尖端與肛門連線中點凹陷處，即是長強穴。「長」是長大、旺盛，而「強」顧名思義就是強壯、充實。長強穴是督脈上的絡穴，是督脈的起始穴，陽氣從這裡開始生發。經常刺激長強穴能振奮人體的陽氣，強壯身體。

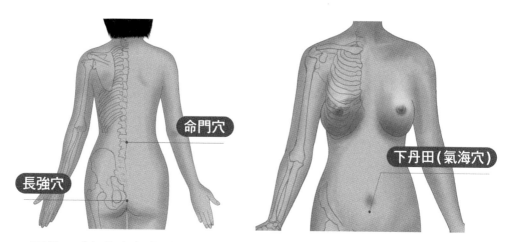

下丹田（氣海穴）位於下腹部，直線連結肚臍與恥骨上方，將其分為十等分，從肚臍 3/10 的位置，即為此穴。下丹田（氣海穴）有培補元氣、益腎固精、補益回陽、延年益壽之功。

● 開始操作

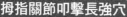
拍打丹田、命門穴

1
—— 右手按住小腹下丹田，左手反手按住腰間命門穴。兩手同時拍打，力度適中，以微感酸脹為度。時間次數不限，直到腰腹之間微感發熱。雙掌分別捂住丹田和命門，待熱度漸低再進行下一步操作。

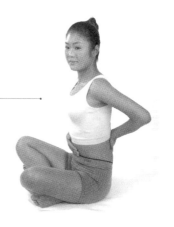

拇指關節叩擊長強穴

2
—— 跪伏在床上，臀部抬起，手握空心拳，拇指關節凸出，用拇指關節叩擊長強穴，左右交替，力度漸增，共 50 次，局部會酸脹發熱。

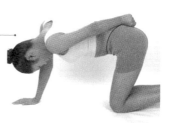

3.承扶、腹股溝

承扶穴在臀部橫紋正中，是膀胱經上的穴位，刺激此穴可以增強性功能，增加對性的感受力。

腹股溝在大腿根處，是連接腹部和大腿的重要部位，離外生殖器很近，是性活動的主要區域。

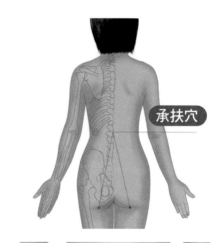

承扶穴

◉ 開始操作

拳輪叩擊腹股溝

1
—— 仰臥，雙手成空心拳，用拳輪輕輕叩擊兩側腹股溝，共50次。

2
—— 俯臥，雙腿微分，雙手成空心拳，用拳背叩擊承扶穴。力度要大，以疼痛稍微難忍為度，共捶打100次。

拳背叩擊承扶穴

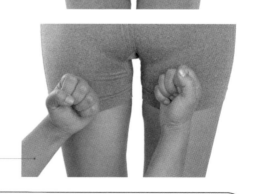

注意事項

操作時要防風保暖。此外，拍打補腎法要持之以恆才能有效。平時要節制性生活，不能縱欲。

❂ 二十五、緩解頭痛 ❂
外感頭痛、風寒頭痛

　　頭為諸陽之會，各經絡走行環繞，全身之精氣都上注於頭面，可以說是最重要的部位了。除了帶脈，幾乎所有的經脈都和頭有著直接或間接的聯繫，可見頭部之重要。

　　如果能護理好頭部，可以說健康就有了先決性的保證。但頭部肌肉不豐富，所以經絡相對比較表淺。而且頭部是裸露在外的，風寒邪氣來襲時，頭部首當其衝，內生病變也常上沖頭部，多種病因均可導致頭痛。

　　西醫對於頭痛的分型有數十種，諸如偏頭痛、血管神經性頭痛、癲癇造成的頭痛等，門類繁多。中醫對於頭痛的分型相對簡單一些，主要是透過邪氣種類和病變經絡來分型的。如外來的風、寒、火、濕都可能導致頭痛，內生的風、火、虛、痰、濕、瘀也都可能導致頭痛。

　　病變經脈則主要分為太陽經頭痛、少陽經頭痛、陽明經頭痛、厥陰肝經頭痛等。有些頭痛可能一拍即無，有些則糾纏一生不能去除，讓人食不甘味、睡不安寢。

　　頭部穴位眾多，若是不辨證分型，僅是拍打頭部穴位，而不配合其他穴位，效果肯定是不好的。

　　其中「外感頭痛」是指外邪侵襲頭部，阻滯經絡造成的頭痛。中醫將外邪分為風、寒、暑、濕、燥、火六種類型，其中造成頭痛最常見的類型是風、寒、濕、火。

　　風邪又被稱為「百病之長」，風邪侵襲人體的同時，還容易招來別的邪氣共同致病。因為風邪的性質是「開泄」，有使皮膚腠理疏鬆、衛氣不固

的作用，人體對外邪的防禦因此而鬆懈，別的邪氣就一同來犯。所以風邪常不獨立致病，一般跟其他的邪氣相混，如風寒、風熱、風濕等。

　　而「風寒頭痛」最常見，是風寒之邪侵襲人體所致，一般以寒邪為主。中醫認為寒邪的特點是「收斂凝滯」，風寒頭痛最容易牽引經脈，所以頭痛最重，遇寒加重。最重要的特點是沒有汗，毛孔因為寒性收斂而關閉。

　　治則：解表散寒，疏通經絡。
　　經穴及部位：肺經、膀胱經、百會、風池、大椎。

1. 肺經

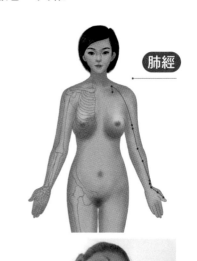

肺經

肺經起於肩胛部，沿手臂外側下行，在手腕處分叉。一條走拇指指端，另一條走食指指端。如果肺氣不足，就會無力助心火以祛散風寒，刺激肺經則能補肺氣，並能增強肺的功能。肺主皮毛，司肌膚腠理之開合，故能幫助肌膚祛除體表寒氣。

◉ 開始操作

1
—— 取坐姿，深呼吸 10 次，甩臂數次，搖晃頸部數次。

搖晃頸部

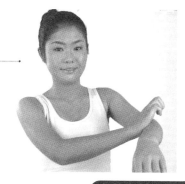

拍打手臂肺經

2
—— 左右交替拍打手臂前緣肺經，時間
次數不限，以手臂酸脹為度。

3
—— 成空心拳，用拳輪叩擊列缺穴，力
度適中，以疼痛稍微難忍為度，次數越多
越好，直到周身微微出汗，呼吸順暢。

拳輪叩擊列缺穴

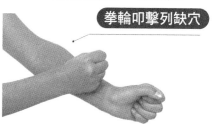

4
—— 屈膝，雙臂抱住小腿，頭埋在腿間，
後背儘量拱起來。讓家人幫忙拍打後背膀
胱經，力度要重，速度不能太快。次數不
限，以呼吸順暢、微微出汗為度。

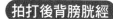
拍打後背膀胱經

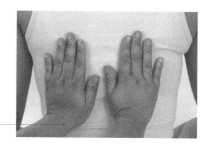

2. 百會、風池、大椎

百會穴位於頭部，頭頂正中心，可以透過兩耳角直上連線中點，簡易
取穴。該穴是各經脈氣會聚之處。穴性屬陽，又於陽中寓陰，能夠通達陰陽
脈絡，連貫周身經穴，調節機體的陰陽平衡，活血通絡。當外感風寒出現頭
痛時，可刺激百會穴緩解症狀。

把拇指、中指放在枕部兩側，輕輕的往下滑動，會感覺到兩邊各有一
個凹陷，這就是風池穴。風池穴可通經絡，和氣血，祛風散寒。

在頸背交界處椎骨的最高點即為第 7 頸椎，其下緣凹陷處即為大椎穴，

按壓有酸脹感。大椎穴為督脈穴位，是人體的陽氣會聚之地。刺激大椎穴可以振奮陽氣，陽氣充足，則可祛寒外出，達到溫陽散寒的效果，症狀自然緩解。

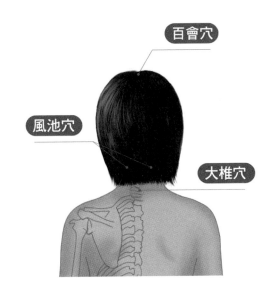

◉ 開始操作

掌拍打百會穴

1 — 取坐姿，雙手成平掌，拍打百會穴，左右交替，力度漸增，以疼痛可以耐受為度，共 50 次。要體會拍打時全身震顫的感覺。

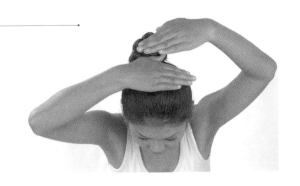

拳輪叩打風池穴

2 — 微微低頭，雙手成空心拳，左右交替，以拳輪叩打風池穴，力度適中，以頭部微微震顫為度。共 50 次。

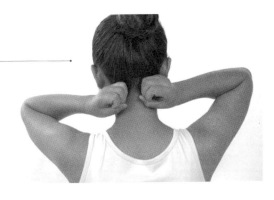

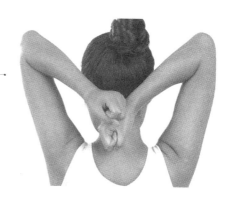

拳輪叩打大椎穴

3

—— 用同樣的方法對大椎穴
進行叩打。

盤腿坐頭觸地

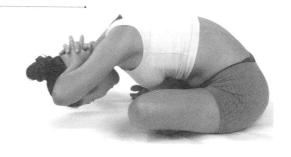

4

—— 休息片刻，盤腿打坐，
雙手抱住後腦，身子用力向前
彎曲，儘量以頭觸地，然後仰
起。這樣反覆操作 30 次，直
到微微出汗。

注意事項

第一，要注意防風保暖，這一點最重要，一定要記住，要選
擇室內無風的環境，關閉空調，遠離窗邊。因為解表之時，
毛孔都是張開的，如果此時受風，病情會立即加重。

第二，拍打時要以周身微微發熱，出汗比較明顯，呼吸感覺
順暢為起效標準。在形成這種效果之後，還要繼續拍打，反
覆操作，不能停歇。因為邪氣並不能一下子完全去除，所以
要繼續拍打，否則邪氣還會回復。

第三，拍打時要注意配合呼吸與意念，可能會收到比較好的
效果。肺主皮毛，毛孔的開閉和肺的呼吸有同步效應，吸氣
時毛孔關閉，呼氣時毛孔張開。從呼吸和毛孔開閉的關係可
以推出，為瞭解表散寒，應該加重呼氣時的意念，想像肌表
衛氣彭張外撐，以助開表，吸氣時則要緩吸，不配合意念。

◉ 二十六、緩解頭痛 ◉
風熱頭痛

　　風熱頭痛是風熱侵襲的結果，常是風熱感冒的症狀之一，位置不固定，太陽、少陽、陽明諸經皆可能受到侵犯。

　　症狀主要是頭痛如灼，伴發熱、出汗，偶有微惡寒、口渴、咽喉腫痛、耳鳴、尿黃、便秘、黃涕、黃痰、咳嗽、舌紅苔黃、脈數。風熱之邪本屬熱性症狀，不過初時傷及衛氣，衛氣有失對肌表的固護，所以也可以有惡風寒的表現，但並不明顯。

　　熱性漫散，不像寒邪那麼收斂，所以頭痛的位置並不太固定，主要表現為灼痛。熱邪上受，擾亂清竅，所以五官症狀很明顯。中醫溫病學認為風熱邪氣很容易從口鼻直接入肺，並且容易侵入血分，所以很早就出現咽喉腫痛、咳嗽不甯和黃痰。

　　風熱頭痛或許不像風寒頭痛那麼嚴重，但是熱性主動，所以灼痛會讓人感覺心煩意亂，另有一番痛苦。

　　治則：疏風清熱。
　　經穴及部位：少陽經、百會、合谷、少商、曲池。

1. 少陽經

　　少陽經包括手少陽三焦經和足少陽膽經兩條經脈；膽經起於瞳子穴，沿大腿筆直下滑，至腳踝底端結束；三焦經起於眼角魚尾紋的生長處絲竹空

穴，止於無名指之間。

　　肝膽相表裡，共主疏泄，性喜條達而惡抑鬱，且內寄相火。三焦總司人體之氣化，為水液代謝和相火遊行之通道，故少陽為病常出現相火內鬱、上炎、氣機疏泄失常以及水液代謝障礙等病理變化。由於臟腑相連，土木相關，少陽為病常可波及脾胃。

　　少陽經為氣機升降出入之樞，少陽樞機不利主要表現在三焦氣機的升降出入異常，體內陰與陽物聚其類，形成獨特的少陽經「火」化證，刺激少陽經能疏利少陽，清熱利濕解毒，清散鬱火。

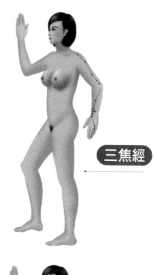

三焦經

● 開始操作

1
── 坐姿，搖晃頸部，正反各 10 圈。

2
── 雙手成平掌，左右交替，輕輕拍打百會穴，力量要輕，速度要快。共 100 次。

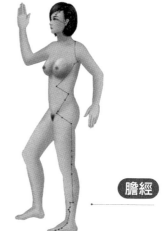

膽經

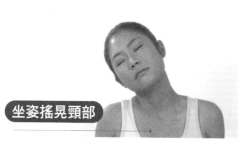

坐姿搖晃頸部

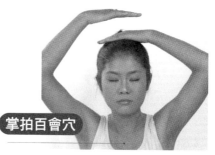

掌拍百會穴

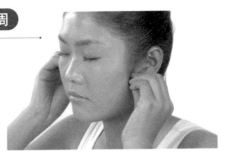

五指指尖叩打耳周

3

　休息片刻，雙手五指微分彎曲，用五指指尖叩打耳周區域。力量要輕，速度要快。次數不限，以局部感到舒暢為度。

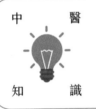

中醫知識

耳周是少陽經循行的部位，風熱侵襲少陽經的概率會高一些，常對少陽進行刺激，不僅可以緩解風熱頭痛，還可以緩解耳鳴等症狀。

2. 合谷、少商、曲池

合谷穴位於手背，第一、第二掌骨間中點處，具有鎮靜止痛、通經活絡、清熱解表的功效。

少商穴位於拇指末節橈側，距指甲角 0.1 寸。少商穴為肺經之井穴，五行屬木，其疏通、條達、開泄之作用較強，善清肺瀉火，袪邪外出，治療外感風熱頭痛。

完全屈肘時，肘橫紋外側端處即是曲池穴。曲池穴有疏風解表、清熱止痛作用，刺激該穴可明顯改善感冒發熱所致的頭痛。

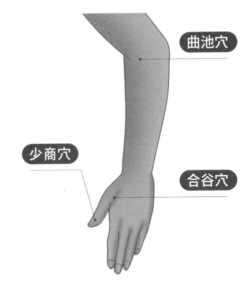

曲池穴

少商穴

合谷穴

◉ 開始操作

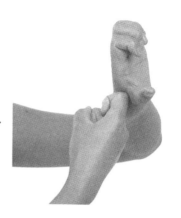

食指關節叩擊合谷穴

1
—— 右手握空心拳，食指關節凸出，用凸出的關節叩擊左手合谷穴，用力適中，共 100 次。換另一側用同樣方法操作。

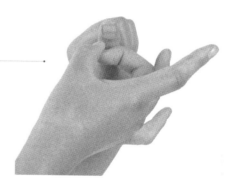

中指彈擊少商穴

2
—— 左手五指微分，用右手中指彈擊左手拇指外側緣的少商穴，力度適中，速度要快，共 100 次。換另一側用同樣方法操作。

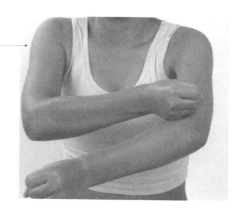

拳輪叩擊曲池穴

3
—— 甩動手臂數次，彎曲左臂，找到曲池穴。右手成空心拳，用拳輪叩擊左曲池穴，用力適中，速度要快，共叩 100 次。換另一側用同樣方法操作。

◈ 二十七、緩解頭痛 ◈
風濕頭痛

在各種外感頭痛中，風濕頭痛是最棘手的，因為濕性黏滯，容易滯留經脈，長久不癒。風濕頭痛是重痛，頭重如裹，意思是說腦袋很沉，而且昏濛濛的，像是用布裹住了頭一樣難受。同時，這種頭痛還伴有全身症狀，如肢重懶言、食欲缺乏、胸悶、腹脹、昏蒙、易睏、便溏、舌苔厚膩等，這些症狀常在陰雨潮濕的天氣加重。

治則：疏通經絡。

經穴及部位：阿是穴（即有症狀、疼痛的部位）。

◉ 開始操作

拍打頭痛部位

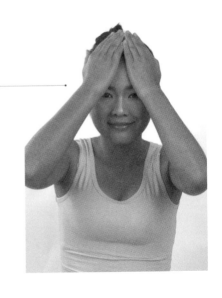

1 取坐姿，然後針對疼痛部位進行拍打，力度適中，速度要快，以皮膚感覺透暢為度，時間越長越好。如果疼痛部位比較寬闊則用拍法，在彎曲關節部位用拳法，在較小面積部位用指叩法。彈法和掌叩法一般不適用。

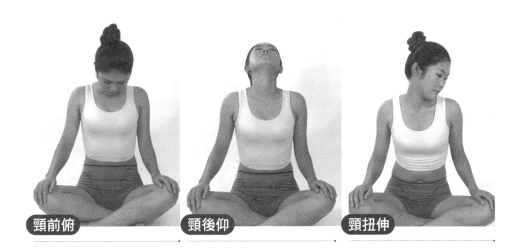

頸前俯　　頸後仰　　頸扭伸

2
—— 在拍打之餘，要配合伸展關節，以利疏通經絡。頸關節可以前俯、後仰、左右扭伸等方式。要將關節抻位到極點，但不能勉強。

注意事項

操作過程中可能會微微出汗，此時不要停止，繼續拍打，直到局部爽快通暢。在拍打時手法要輕，但震顫感要強，想像頭部經脈之中的氣血隨著震顫而川流不息，衝破阻礙。因為濕性黏滯，所以風濕頭痛要常拍常打，使濕氣不留殘餘。

◎ 二十八、緩解頭痛 ◎
內傷頭痛

　　內傷頭痛是頭痛內容最多的一部分。所謂內傷就是臟腑的病變，臟腑病變可以造成很多症狀，頭痛是其中之一。

　　頭部是重要經脈彙集的地方，五臟六腑之精華向上灌注於頭部，內在病氣也會影響頭部而致疼痛。所以在用拍打法治療內傷頭痛時，其實是以治療臟腑病變為基礎的，附帶對頭痛的針對性拍打。

1. 肝性頭痛

　　如果肝氣旺盛導致肝陽上亢，或是肝陽化風，肝風上擾，或是肝鬱化火，或是肝陰血虛而陽火旺，這些風陽火都可能直沖頭部而導致頭痛。常表現為跳痛，同時伴有頭暈目眩、耳鳴如潮、急躁易怒、脅肋疼痛、面紅目赤、脈弦等。在「降壓止暈」一節已經介紹過相關的拍打方法，此處不再贅述。

2. 痰濁頭痛

　　前文說過，脾虛胃強，飲食過度，容易水濕不化而成痰濁。痰濁偏於氣分，並不固定，可以隨氣而走，內外上下，皆可流注，如果隨氣上行，便可上蒙頭面阻滯經絡而致頭痛。

　　痰濁頭痛也以重痛為主要表現，頭重如裹，但位置不是特別明確，邊界比較模糊。同時因為痰濁阻滯氣機和蒙蔽清竅，常伴有目眩、胸悶、食欲

缺乏、多痰、苔白膩等症狀。

　　治則：健脾通絡。

　　經穴及部位：脾經、阿是穴。

　　此外，對脾經的拍打可參考「健脾養胃」（P.50）一節中拍打脾經的方法；對阿是穴的拍打可參考「風濕頭痛」（P.168）一節中拍打阿是穴的方法。

3. 虛性頭痛

　　虛性頭痛主要是因為氣血陰陽精的不足，精微物質不能上榮頭面造成的疼痛，前文提到過「不榮則痛」，說的就是這種情況。腦力勞動過久，思慮過度，耗傷心血，或是生活沒有節律，脾胃氣弱，氣血生化不足，清陽不升，或是房事過度，腎氣腎精虧虛，或是久病大病傷正，或是先天不足。這些情況都可能造成頭面經脈失養，從而引起疼痛。

　　虛性頭痛一般表現為空痛、隱痛或者昏痛，隱痛和昏痛比較好理解，所謂空痛是感覺頭腦不夠充實。這些疼痛程度都不是特別劇烈，但疲累之後疼痛會加重，疼痛的位置也不是特別清楚，是比較泛泛的疼痛。

　　除了頭痛，同時伴有其他虛性症狀，如頭暈、健忘、心悸、氣短、乏力、食欲缺乏、腰膝酸軟、手腳發冷、陽痿早洩、失眠多夢、面色口唇無華、脈沉弱細等。虛性頭痛在治療前要先找到病因，積極治療原有疾病。

　　治則：益氣養血，強壯臟腑。

　　經穴及部位：脾經、胃經、腎經、心經、心包經。

　　前面已經詳細介紹過對這些經脈的拍打方法，此處不再贅述，只單獨介紹一下虛性頭痛在頭部專門的拍打方法。

　　脾經從趾尺側隱白穴開始，途經大都、太白、商丘、三陰交、地機、陽陵泉、血海到大包；胃經始於鼻翼兩側，上行至內眼角，往下途經頸部，順著雙乳，經過腹部，到兩腿正面，止於第四趾趾間。

　　腎經起自腳底湧泉穴，沿腿內側後緣向上過盆腔深處，從任脈展開 0.5 寸處向上直達胸前俞府穴；心經始於腋下，止於小指指尖，貫穿上臂內側；從乳頭外側 1 寸的天池穴開始，到中指指尖末端，為心包經。

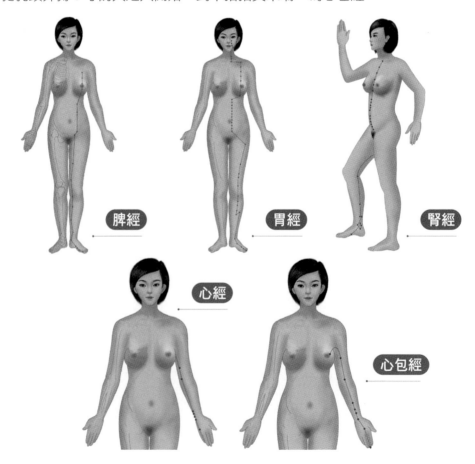

● **開始操作**

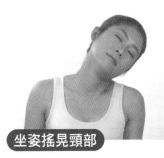
坐姿搖晃頸部

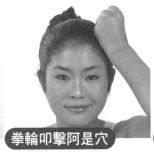
拳輪叩擊阿是穴

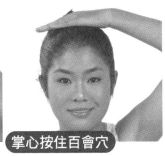
掌心按住百會穴

1
—— 取坐姿，搖晃頸部，正反各 10 圈。

2
—— 左手成空心拳，用拳輪叩擊阿是穴，共 100 次。拍打時力量要輕，放緩呼吸。

3
—— 休息 1 分鐘，然後將掌心搓熱，用掌心按住百會穴，隨後緩緩摩轉，同時想像這種旋轉產生了一種螺旋式的吸力，將體內的精華物質緩緩吸引上來充溢百絡。此外，本步驟不限時間次數，以頭腦感覺清醒，精力充沛為度。累了可以休息一下，可反覆多次。

4. 瘀血頭痛

瘀血造成頭痛主要有三種情況：阻滯於頭部經絡造成頭痛、因其他疾病的摒棄深入小絡脈產生的頭痛，以及外傷造成瘀血而導致的頭痛。

瘀血是有形的病理產物，阻滯氣血運行，一般來說位置比較固定，但是在瘀血形成之初也可以隨氣血而走。身體別處的瘀血可以隨氣血運行上達

頭面，最後阻滯於頭部經絡之中，固定不移，造成瘀血頭痛。

　　患有其他疾病，時間長了「久病入絡」，病氣深入細小絡脈，導致瘀血，瘀血引發頭痛。久病入絡是中醫理論之一，絡是細小絡脈的意思，和粗大的經脈主幹是相對應的概念，但也是經絡系統的成分。細絡本來氣血就較弱，運行乏力，病氣深入之後，自然很容易造成瘀血。

　　有些瘀血頭痛是頭部外傷造成的遺留症狀。瘀血頭痛比較容易診斷，最大的特點就是刺痛，位置固定不移，一般來說入夜加重。此外，還常伴有心胸疼痛、胃脘疼痛、心悸氣短、失眠健忘、舌質紫暗有瘀斑等症狀。

　　瘀血這種病理產物比較凝實，阻滯效應非常強，所以瘀血導致的頭痛比較劇烈，處理起來比較棘手。用拍打療法治瘀血頭痛比較困難，見效也沒那麼快，但是持之以恆，總會有效果。

　　如果是外傷造成的瘀血，相對簡單一些，因為瘀血的病理位置比較表淺，找準位置堅持拍打即可；如果是體內的瘀血隨氣血上沖，這種情況比較緊急，必須立即就醫，不能自行處理。這裡著重介紹久病入絡造成的瘀血頭痛。

　　治則：扶正補虛，疏通經絡。

　　經穴及部位：脾經、心經、心包經、肝經、足三里、關元、命門、湧泉、中府、膈俞、阿是穴。

　　關於這些穴位的拍打方法前面均已進行了詳細的介紹，可以參考前面的方法操作，此處不再贅述。本節著重介紹頭部阿是穴的拍打方法。

◉ 開始操作

坐姿搖晃頸部

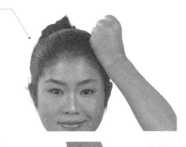

1
—— 取坐姿，緩緩搖晃頸部，每個角度都拉伸到極限，正反各 10 圈。

拳輪叩擊阿是穴

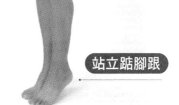

2
—— 手成空心拳，視位置姿勢選擇應用拳輪或拇指關節叩擊阿是穴，力道先輕後重，以微脹酸痛為度。叩擊次數越多越好，一般來說疼痛會隨著叩擊次數的增加而減輕。這是氣血暫時通暢的表現。

3
—— 放鬆片刻，站立，頭正身直，踮腳跟，感受頭部隨著全身一起震顫的狀態。

站立踮腳跟

平掌拍打阿是穴

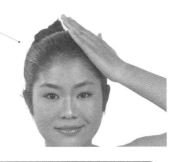

4
—— 取坐姿，深吸氣，用平掌拍打阿是穴，力度適中，次數越多越好。同時想像瘀血被拍打鬆懈，經氣變得像江河一樣暢通，時間不限，直到微微出汗為止。

注　意
事　項

這種因虛因久病造成的瘀血難以在短時間內去除，要有毅力才行，不能著急，越是著急可能會起反作用。細絡內的瘀血要想去除，一定要先將全身氣血變得充實，氣血流通有力才行，這是基礎。

◎ 二十九、強身健體 ◎

　　強身健體是一個非常寬泛的説法，要求人體各臟腑、肢體關節、皮肉筋骨、氣血津精都充盛、平穩、舒暢、協調、有序。

　　　　百會拍打振精神，中府理氣大包振。

　　　　臍周常拍通腑氣，丹田小腹和命門。

　　　　帶脈環跳腹股溝，常把三裡後背震。

　　　　章門京門多叩擊，最後湧泉撐全身。

1. 中府穴、章門穴、京門穴、大包穴、帶脈穴、環跳穴

　　這些大穴或部位可以益氣理氣、養血和血、滋陰生津、補腎固精、舒筋通絡、強壯臟腑，是非常重要的穴位，效果也非常明顯。

　　中府穴位於胸前外上方平第 1 肋間隙，前正中線展開 6 寸；大包穴位於腋窩下 6 寸（乳頭平行處）；京門穴位於側腰部，章門穴後 1.8 寸，

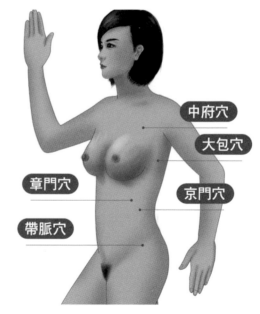

第 12 肋骨游離端的下方；帶脈
循行起於季脅，斜向下行到帶脈
穴，繞身一周，並於帶脈穴處再
向前下方沿髖骨上緣斜行到少
腹；章門穴位於側腹部，第 11
肋游離端的下方；環跳穴位於股
外側部，側臥屈股，股骨大轉子
最凸點與骶管裂孔連線的外三分
之一與中三分之一交點處。

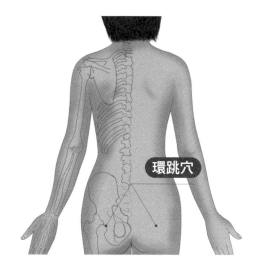

環跳穴

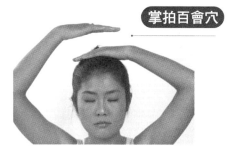

掌拍百會穴

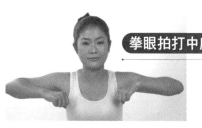

拳眼拍打中府穴

振翅法內振大包穴

◉ 開始操作

1 取坐姿，頭挺直，雙手成平掌，
左右交替拍打百會穴，震盪感要強，
力度適中，一共 50 次。

2 左右手成空心拳，用拳眼拍打
中府穴，左右交替進行。力量可以適
當大一些，以疼痛可以耐受為度，左
右各 50 下。

3 雙臂彎曲，內振大包穴，以胸
肋部微感脹痛為度，呼吸要平穩，精
神要集中，速度要慢，共 50 下。

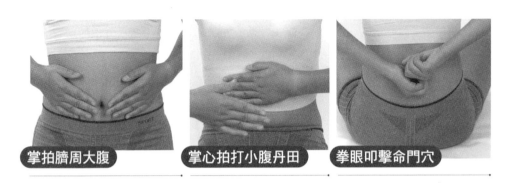

掌拍臍周大腹　　　掌心拍打小腹丹田　　　拳眼叩擊命門穴

4
—— 仰臥，雙手成平掌，交替拍打臍周大腹，震顫感要強烈，拍打 200 次。有時會有矢氣。

5
—— 休息片刻，雙手成平掌，用掌心交替拍打小腹丹田，力度適中，一共 50 下。

6
—— 雙手後置，成空心拳，用拳眼用力叩擊命門穴，次數不限，直到腰部發熱。

掌拍帶脈

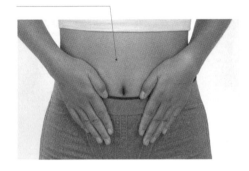

7
—— 雙手成平掌，循腰間帶脈的走行方向進行叩擊，順序從臍周到兩側。力度稍重，時間次數不限，以感覺腰腹部氣血暢通為度。

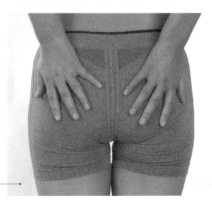

8
—— 仰臥，雙手成平掌，拍擊環跳穴，力量大一些，一共 100 次。

掌拍環跳穴

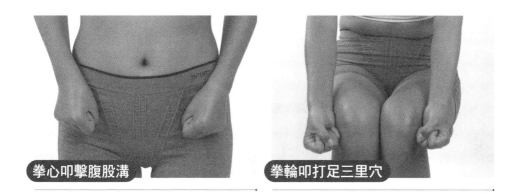

拳心叩擊腹股溝　　　　　拳輪叩打足三里穴

9

雙手成空心拳，用拳心叩擊腹股溝，力量要輕，速度要快，時間次數不限，直到局部微微酸脹疼痛。

10

坐起，雙腿下垂，雙手成空心拳，俯身用拳輪叩打兩側足三里穴，力量要大，疼痛感明顯，小腿也會連帶著發酸發脹。共 100 次。

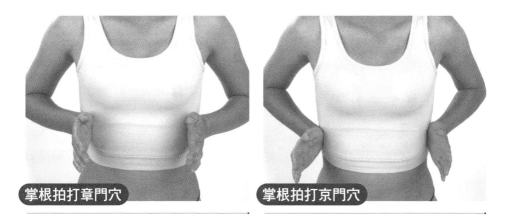

掌根拍打章門穴　　　　　掌根拍打京門穴

11

身體稍側，用同側掌根輕輕拍打脅肋區的章門穴、京門穴，力量適中，次數不限，以局部酸脹為度。

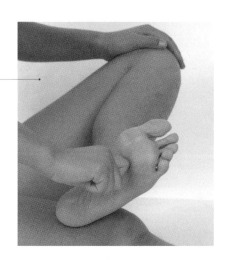

食指關節叩擊左腳湧泉穴

12
—— 取坐姿，左腳放在右腿上，右手握空拳，食指關節凸出，用食指關節叩擊左腳湧泉穴。力度先輕後重，時間次數不限，直到局部明顯酸脹。

13
—— 取站姿，踮腳跟 10 次，全身震顫放鬆，呼吸回復自然。

踮腳跟

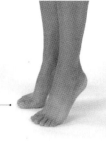

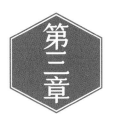

第二章

拍打
調理體質，
延年又益壽

中醫很重視體質，每個人都有自己獨特的體質，基本上是先天定型，也有後天變化而成的。體質最大的特點就是比較穩定，在沒有外界因素影響的情況下，一般來說長時間不變。某種特定的體質總是傾向於導致某一類疾病，所以知道了自己的體質就可以大致預測以後會得哪一類疾病，便可以增加憂患意識，提前預防。

本章向大家介紹如何識別自己的體質類型，以及如何透過拍打療法調整。需要說明的是，人的體質是不容易改變的，基本沒有陰陽五行絕對調和平衡的人，拍打療法的目的只是儘量防止重大疾病的發生，起到未雨綢繆的作用。

◎ 一、氣虛體質 ◎

　　「氣」廣義上包括了物質、能量、功能、精神、形式等多種內涵。從狹義角度來看，氣主要是指行使各種生理功能的能量動力。氣的概念偏於無形，且難以量化，但可以宏觀分析，當人的生理功能出現不應有的弱化時，一般來說，就說明存在氣虛。

　　人體五臟六腑，軀幹四肢皆有氣，各有各的生理功能表現，也就存在著不同類型的氣虛。中醫認為，氣虛可分為肺氣虛、胃氣虛、脾氣虛、腎氣虛、心氣虛。其中，脾氣虛和胃氣虛合稱為中氣虛。本節主要介紹中氣虛和肺氣虛的拍打方法。

1. 中氣虛

　　中氣一般來說泛指脾胃之氣。脾胃皆屬土，可以由中央灌溉四方，也可以上下周旋，協調三焦氣機。因為脾胃居於中焦，所以其氣就叫中氣。

　　脾為臟屬陰，胃為腑屬陽，胃主受納腐熟水穀，脾主運化水穀精微和水濕，胃主降濁，脾主升清，兩者互為表裡。脾胃主司消化，對於調節氣機有重要作用。

　　中氣虛時主要以消化功能低下為主，常表現為食欲缺乏、胃脹腹脹等。此外，中氣虛時最常見的症狀是乏力。脾主肉，又為全身提供水穀精微，所以中氣虛時，如果中氣虛時間較久，可能導致消瘦的狀況。

　　脾所運化的水穀精微也分為兩部分，比較精專的行於脈內為營氣，也叫榮氣，比較滑利的行於脈外為衛氣。營氣富含營養，是血液的主要成分。

衛氣可以行於體內體表，在體表時護衛肌表，防止外邪侵襲，還可以調節出汗。

中氣虛時可能有血虛而導致面色無華，以及惡風、多汗、皮膚潮濕、易感冒等症狀。脾主升清，運化水濕，所以中氣虛時脾不能升清，會出現頭暈、頭腦不清、耳目不聰、精神不振、胃部墜脹、子宮下垂、肛門脫出、痰多易咳，尤其是水濕趨於大腸而導致的大便稀溏。胃主降濁，中氣虛時可能會出現噁心，嚴重時會嘔吐。

說話的聲音也和中氣有關，我們平時常會說「你說話時中氣不足」，就是這個意思。中氣虛時會有語音低微、後力不足的表現。很多人天生說話聲音就大，這類人中氣不足時，每句話末尾的氣息就會顯得不足，聲音會降下來，所以分析尾音也可以作為判斷中氣是否充足的標準之一。

脾其華在唇，所以中氣虛時口唇無華，有失紅潤，同時面色發黃。此外，脾還有統血的功能，所謂統血就是統攝血液在血管裡而不逸出脈外。

中氣虛的時候有可能出現慢性出血，如大便發黑、牙齦出血等。上述就是中氣虛時比較常見的症狀，其中最常見最典型的是乏力、食欲缺乏、腹墜脹、便溏。那麼中氣虛時該如何拍打呢？以下將詳細說明。

經穴及部位

| ◉ 脾經 | ◉ 胃脘 | ◉ 天樞 | ◉ 足三里 |
| ◉ 期門 | ◉ 章門 | ◉ 氣海 | ◉ 關元 |

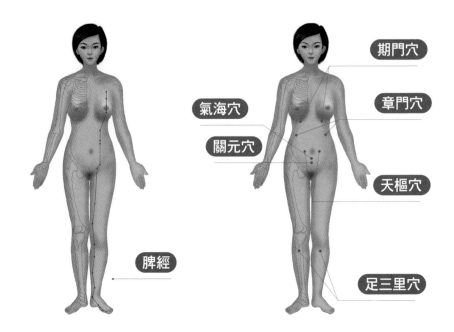

期門穴

氣海穴

章門穴

關元穴

天樞穴

脾經

足三里穴

◉ 開始操作

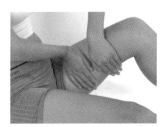

1 取坐姿，雙手成平掌，拍打左腿內側脾經。

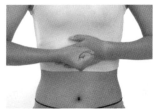

2 左手成平掌，掌心按在胃脘區，右手成空心拳，用拳輪輕輕叩打左手背，力道漸漸加重，共50次。

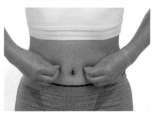

3 找到天樞穴，在肚臍旁2寸處。雙手五指聚攏成尖，同時用雙手五指指尖叩擊兩側天樞穴，力量要滲透到皮下，速度不用太快，共50次。

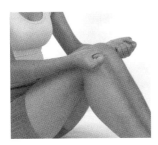 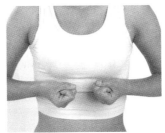 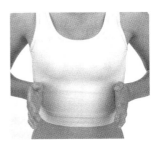

4
―― 取坐姿，雙手握拳，俯身捶打足三里穴，以疼痛稍重為度，共 50 次。

5
―― 雙手握拳，用拳輪輕輕叩打期門穴，力量要適中，以胸部發脹微覺疼痛為度。一共 50 次。

6
―― 用雙手掌根輕輕叩打章門穴，力量要適中，以胸部發脹微覺疼痛為度。一共 50 次。

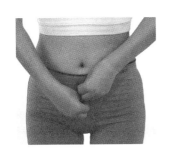

7
―― 仰臥，雙手五指聚攏成尖，用五指指尖叩擊氣海穴和關元穴，每穴 100 次。而氣海穴在肚臍下方 1.5 寸，關元穴在肚臍下方 3 寸。刺激這兩個穴位可以收濕止便溏，使大便成形。此外，在整個拍打過程中要細心體會身體產生的變化，如果產生了輕度的饑餓感，口中產生津液，出現腸鳴聲，說明拍打產生了效果。

2. 肺氣虛

肺主一身之氣，主皮毛，開竅於鼻，司呼吸，主治節，其氣宣發肅降，為水之上源，可以通調水道，與小便有一定關係。

　　肺所吸清氣和脾升清送來的水穀精微結合生成了宗氣，宗氣主司發聲和呼吸。同時，肺又與大腸相表裡，與排便也有一定關係。此外，肺氣虛時常會出現乏力、短氣、喘促、胸悶、鼻塞、聲音低弱、嘶啞、惡風、易感冒、小便不利、便秘等。

經穴及部位

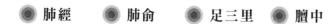

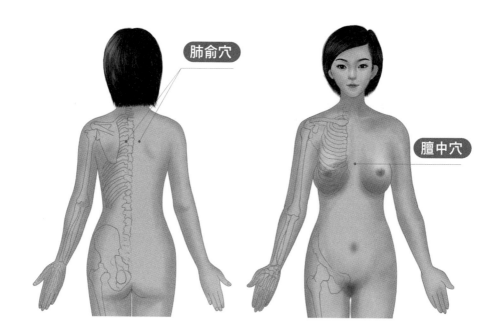

　　肺俞在後背膀胱經上，第 3 胸椎棘突下再展開 1.5 寸，左右各一處；膻中穴在胸部正中，兩乳頭連線的中點上。

● 開始操作

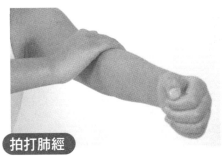

拍打肺經

1
—— 用右手拍打左臂前緣肺經，力度適中，次數不限，以手臂酸脹為度。換另一側用同樣方法操作。

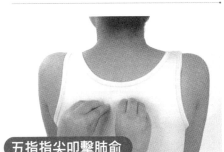

五指指尖叩擊肺俞

2
—— 俯臥或取坐姿，讓家人幫忙，五指聚攏成尖，用五指指尖叩擊肺俞，用力不要太大，以微感酸脹為度，共100 次。

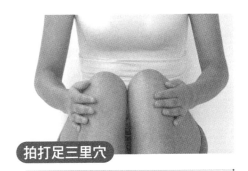

拍打足三里穴

3
—— 取坐姿，俯身拍打足三里穴，以疼痛稍重為度，共 30 次。要反覆操作 3 組，中間可休息片刻。

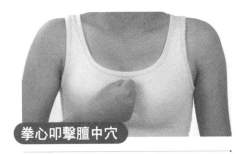

拳心叩擊膻中穴

4
—— 右手握空心拳，用拳心叩擊胸口膻中穴。力量要逐漸加重，以疼痛可以耐受為度，可以將胸口叩出「空空」聲以增強震盪感。

◎二、陽虛體質◎

中醫所說的陽是一個非常寬泛的概念，陽主要是指機體的陽熱功能。一般來說，陽氣是建立在氣的基礎上的，只有氣充分，陽氣才能充足。我們可以將陽氣理解為氣的某種熱狀態屬性，所以陽虛時一般伴有氣虛。

陽虛可以分為心陽虛、胃陽虛、脾陽虛、腎陽虛、肝陽虛和肺陽虛。本節主要介紹心陽虛、脾胃陽虛和腎陽虛的拍打方法。

1. 心陽虛

心主血脈，藏神，純粹的心陽虛會導致心失溫煦，出現寒象，神志也會出現功能低下。一般表現為心悸、手腳不溫、失眠、健忘、月經量少等症狀。嚴重的時候則會出現心胸疼痛、惡寒、手腳逆冷、痛經、關節疼痛等。

當然，像心悸、健忘、失眠等症狀在心氣虛、心血虛時也會出現，要以寒性症狀作為判斷心陽虛的標準。需要說明的是，心的虛證往往是氣、血、陽同時虧虛，只是不同的人偏向不同罷了，很少有單純的心陽虛。

經穴及部位

- ◉ 心經
- ◉ 心包經
- ◉ 心俞
- ◉ 膻中
- ◉ 厥陰俞
- ◉ 命門

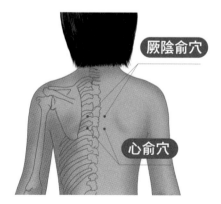

厥陰俞穴

心俞穴

　　心俞是心經俞穴，與心的氣血密切相關，在後背膀胱經上，第 5 胸椎棘突下，展開 1.5 寸即是，左右各一處；厥陰俞是心包經俞穴，也與心的氣血關係密切，在心俞的正上方。

◉ 開始操作

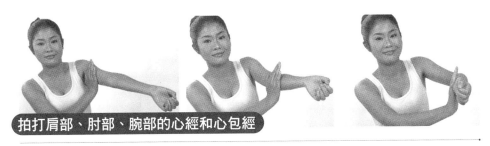

拍打肩部、肘部、腕部的心經和心包經

1 取坐姿，伸出左臂，用右手拍打手臂內側，這是心經和心包經的循行路線。力道適中，由肩部拍向手，每個部位時間次數不限，感到手臂酸脹時再向下移動。這樣反覆操作 10 次後，換另一側用同樣方法操作。

五指指尖叩擊厥陰俞　　　　　五指指尖叩擊心俞

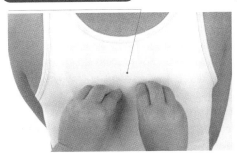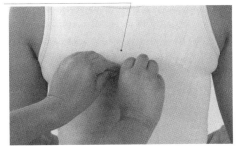

2 俯臥，讓家人幫忙找到心俞和厥陰俞。五指聚攏成尖，用五指指尖分別叩擊這兩個穴位，力度以感到酸脹為度。各 100 次。

拳輪叩擊膻中

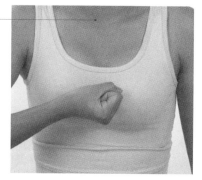

3
—— 回復坐姿，右手成空心拳，用拳輪叩擊胸口膻中穴。力量要逐漸加重，共 50 次。此外，膻中穴是心包經的募穴，是心包經氣血在胸前集中的部位，刺激膻中穴可以增益心陽。

拳眼叩擊命門

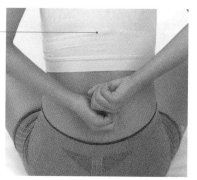

4
—— 雙手反背，成空心拳，用拳眼叩擊命門穴，力道漸增，時間次數不限，直到腰部發熱。此外，腎陽支撐一身的陽氣，心陽本就是由腎陽所溫煦的，所以振奮命門腎陽有助於緩解心陽虛的症狀。

2. 胃陽虛和脾陽虛

脾胃皆屬土，土愛暖而喜芳香，說明脾胃喜歡溫暖。現代人貪涼飲冷，喜歡在天熱的時候喝冷飲，圖一時痛快，卻損傷了胃陽。很多人認為自己上火，就吃了很多寒涼的藥物，結果損傷胃陽。這些都是不可取的處理方法。

胃陽虛的時候主要出現飲食寒涼之物會造成胃痛；脾陽虛的時候則主要表現為大便稀溏，受寒腹痛。

胃脘區是胃腑在體表的分野，大腹是脾臟在體表的分野，所謂分野通講白一點就是管轄的地盤，所以脾胃陽虛時胃脘區和大腹會喜溫喜按，即熱敷或按揉會舒服一些，這是判斷陽虛的一種標準。當出現上述症狀時，大致就可以判斷是脾胃陽虛了。

經穴及部位

◉ 脾經　　◉ 胃脘　　◉ 天樞　　◉ 足三里　　◉ 中脘

◉ 胃俞　　◉ 脾俞　　◉ 命門　　◉ 丹田

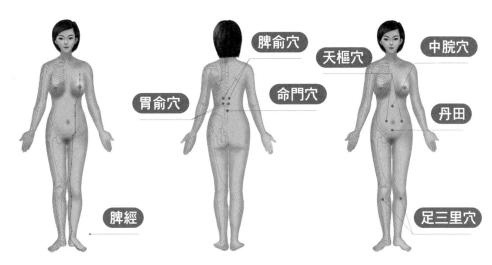

中脘穴在任脈上，非常好找，就在劍突和肚臍的正中間。中脘是胃的募穴，與胃氣關係密切；胃俞在後背第 12 胸椎棘突下，展開 1.5 寸，左右各一處；脾俞在胃俞的正上方；上述穴位與內在臟腑對應性很強，刺激這些穴位可起到明顯的效果，事半功倍。

◉ **開始操作**

拳輪叩擊膻中

1 取坐姿，俯身拍打兩側足三里穴，次數不限，直到出現明顯酸脹。

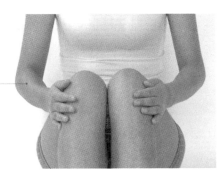

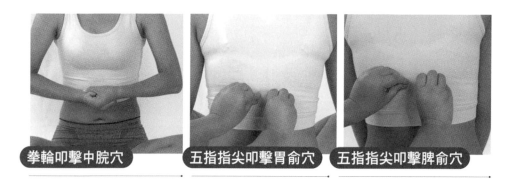

拳輪叩擊中脘穴　　五指指尖叩擊胃俞穴　　五指指尖叩擊脾俞穴

2
—— 雙手成空心拳，用拳輪叩擊中脘穴。力度適中，共 50 次。

3
—— 俯臥，讓家人幫忙找到胃俞穴和脾俞穴，五指聚攏成尖，用五指指尖分別叩擊這兩個穴位，力度適中，各 100 次。

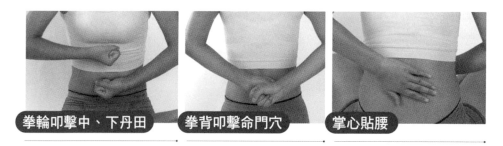

拳輪叩擊中、下丹田　　拳背叩擊命門穴　　掌心貼腰

4
—— 雙手成空心拳，左右交替用拳輪叩擊中丹田、下丹田，以疼痛可以耐受為度，共 100 次。效果好時丹田會明顯發熱。

5
—— 取坐姿，雙手反背，成空心拳，用拳背叩擊命門穴，以疼痛可以耐受為度，次數不限，直到腰間發熱。

6
—— 用掌心貼住腰際，直到熱度慢慢散去。

3. 腎陽虛

　　腎雖然屬水，但腎中藏有真陰真陽二氣，水火同爐，陰陽互抱統一，互為根本。腎陽為一身陽氣之根本，通過三焦散達諸臟腑，尤其對於脾陽和心陽都有輔助支撐的作用，腎陽虛到一定程度時就會同時出現心脾陽虛。

　　腎位於下焦，為五臟之下極，主司泌尿、生殖、大小便，腰臍以下的身體部位也由腎主管。腎陽虛時，主要有尿頻、尿閉、惡寒、手腳逆冷、大便稀溏甚至腹瀉、不孕不育、性冷淡、陽痿早洩、腰膝酸軟、痛經症狀。陽虛嚴重時，雙手稍遇冷就打冷戰、腹瀉、腹痛、尿急。

經穴及部位

- ⦿ 腎經　　⦿ 腰部　　⦿ 丹田
- ⦿ 腹股溝　⦿ 腳背　　⦿ 腳踝

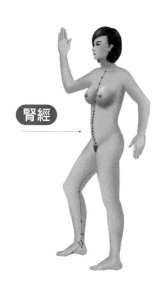

腎經

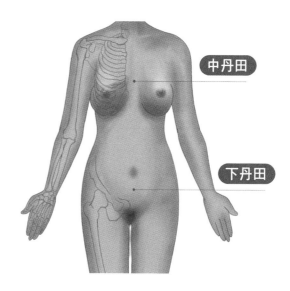

中丹田

下丹田

　　腎經起自腳底湧泉穴，沿腿內側後緣向上過盆腔深處，從任脈展開 0.5
寸處向上直達胸前俞府穴。此外，在胸部膻中穴為中丹田，又稱「絳宮」；
下丹田在肚臍下方 3 寸處。

◉ 開始操作

拍打腿內側

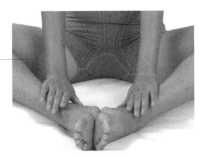

1 取坐姿，盤腿，拍打腿內側，從下
拍向上，每個部位時間次數不限，感到發
熱再向上移動。另一側用同樣方法操作。

拳眼叩擊後腰

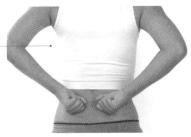

2 雙手反背，成空心拳，用拳眼叩擊
後腰，時間次數不限，直到腰間發熱。

3 用手捂住後腰，直到熱量慢慢散去。

手捂住後腰

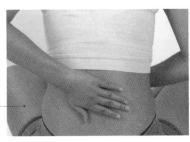

4 仰臥，雙手成空心拳，用拳輪叩擊
中丹田、下丹田，時間次數不限，直到小腹發熱。

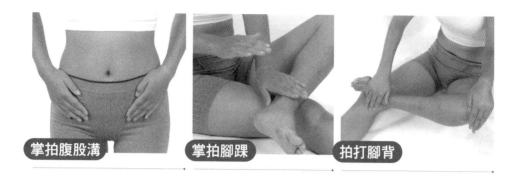

掌拍腹股溝　　掌拍腳踝　　拍打腳背

5
── 休息片刻，雙手成平掌，輕輕拍打腹股溝，力量漸漸加重。時間次數不限，直到皮膚發熱。再用雙手按住腹股溝，直到熱量散去。

6
── 將左腳置於右腿上，雙手用力拍打左腳踝，力道要輕，頻率要高。時間次數不限，直到腳踝發熱，有時會感覺有涼氣從腳部外散。本操作可反覆多次，只要不傷到皮膚即可。一側做完換另一側。

7
── 休息片刻，用手捂住腳背，感覺開始發熱便輕輕拍擊腳背，時間次數不限，以皮膚發熱為度。再捂住腳背，直到熱量散去換另一側用同樣方法操作。

中　　醫

知　　識

寒濕之邪常從下受，意思就是說從腳底下偷偷侵襲，沿著雙腿向上沖越，最後攻入腹腔，傷及臟腑。所以腳踝、腳底、腳背這幾個區域非常重要，常搓擦拍打這幾個部位，寒氣就難以入侵。

◎三、陰虛體質◎

　　人體有陰陽二氣，互相制約平衡，有些人天生就陰氣不足，從而出現陰虛火旺或是陰虧乾燥的表現，即一火一燥。

　　陰也是一個非常寬泛的概念，人體裡偏於沉靜、收斂、滋潤的無形生理功能都可以歸為陰氣的範疇，而有形的陰液，諸如血、津、液、精，自然歸屬於陰氣。

　　陰虛體質的患者，常會出現兩大類症狀，一是陰不制陽的虛火，出現盜汗、面紅、心悸、五心煩熱等症狀；二是有形陰液虧乏，出現口渴、皮膚乾燥、眼目乾澀、口乾舌燥等症狀。

　　陰虛可分為肝陰虛、腎陰虛、肺陰虛、胃陰虛和心陰虛。

1. 肝陰虛

　　中醫認為「肝體陰而用陽」，意思是說肝以肝陰肝血為本體，以肝陽肝氣為應用。其實這是五臟共通的模式，其他臟也是體陰而用陽，只不過肝臟這方面體現得更明顯、更突出而已。

　　肝的陰陽之間，對立關係體現得非常明顯，肝陰制肝陽，如果肝陰充足，則肝陽柔和，正常條達。若肝陰不足，則肝陽失制，表現出肝陽上亢，甚至陽盛化火，肝火上沖。

　　肝陰虛時，若僅表現為肝陽上亢，症狀並不是很複雜，一般表現為頭眩暈、耳鳴如潮、面紅目赤、咽喉腫痛、頭重腳輕、口乾渴、脅肋疼痛等。而若是以肝火為主，症狀就會複雜得多。

一是因為肝為五臟六腑之賊，意思是肝的病變可能侵犯各臟腑。肝主疏泄，可以調節全身氣機，所以當肝出現病變時，其影響範圍自然也非常廣泛；二是因為肝陽失制時火熱的屬性還不太明顯，基本上循肝經路徑上沖頭腦，很少走別的路徑。

而以肝火為主時情況就不同了，因為火性走竄，常尋隙而入，不但可能循肝經上沖，還可以走其他路徑。肝火犯肺會出現劇烈咳嗽、胸口疼痛，有時有黃痰；肝火犯胃會出現胃痛、口臭、口腔潰瘍、口渴、牙痛、消谷善饑等症狀。消谷善饑就是容易饑餓的意思，是因為火氣勝消食有力。

肝火沖心會出現心悸、煩躁、失眠、焦慮、易怒、目赤、尿赤等症狀。肝經本身的症狀和肝陽上亢差不多，以火熱症狀為主，雖然火性上炎，但是肝火還可以循經下傳。肝火下傳主要表現為外陰區症狀，一般會因為火熱腐敗血肉而出現癰瘡。

從而可見，肝火的症狀多且雜，必須抓住核心症狀，諸如急躁易怒、頭暈目眩、脅肋疼痛等，這些症狀都與肝的生理功能以及肝經循行路線密切相關。

肝陰虛的火性症狀往往和肝火盛的實證相類似，很多時候難以區別，主要是脈象上有差別。肝陰虛時脈細比較明顯，常是脈弦細數，而肝火盛中早期脈都不細，主要是弦滑有力。脈象不易把握，但好在拍打療法是雙向調節的，即使辨證不嚴，也不容易出現問題。

肝陰和腎陰是同源的，中醫稱為「乙癸同源」，肝腎兩臟的陰液是互滋的，所以取腎經穴位滋陰可以起到補肝陰的作用。

經穴及部位

● 肝經　　● 腎經　　● 肝俞　　● 復溜
● 照海　　● 三陰交　● 太溪　　● 湧泉

肝經起自趾根根部的大敦穴，經腳背、腿內側、腹部，一直到乳房下2寸的期門穴；腎經起自腳底湧泉穴，沿腿內側後緣向上過盆腔深處，從任脈展開0.5寸處向上直達胸前俞府穴。

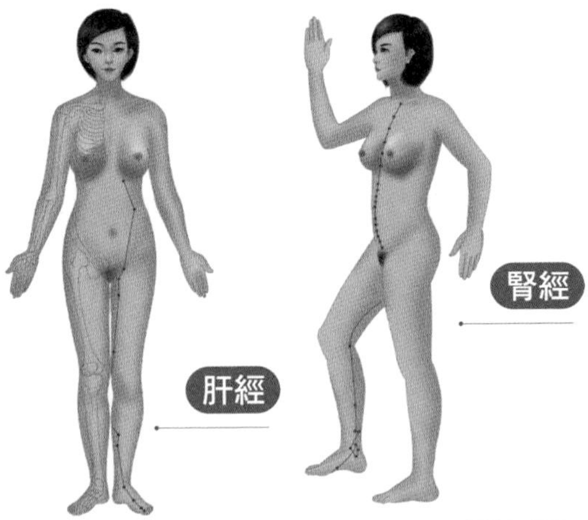

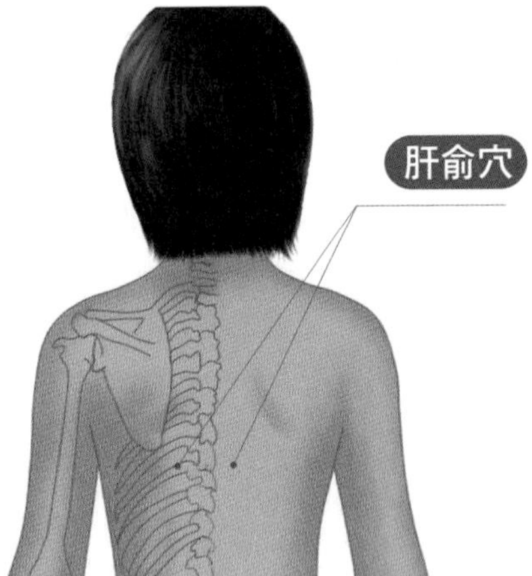

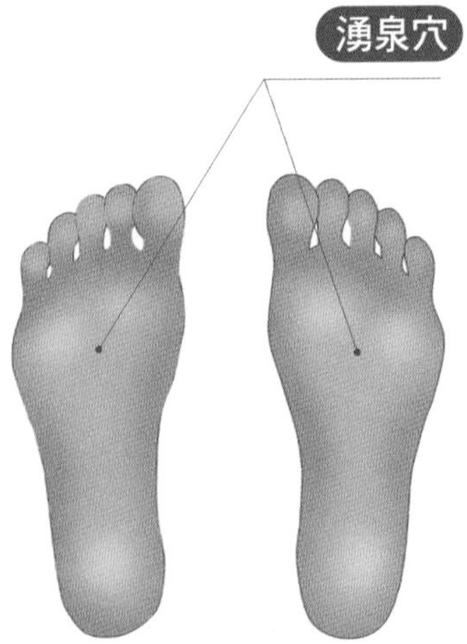

肝經

腎經

肝俞穴

湧泉穴

肝俞穴位於背部脊椎旁，第9胸椎棘突下，左右兩指寬處；湧泉穴位於腳底腳前部凹陷第2、第3趾趾縫紋頭端與腳跟連線的前1/3處。

三陰交穴位於小腿內側，內踝高點上 3 寸脛骨內後緣；復溜穴在小腿內側，太溪直上 2 寸，跟腱的前方；照海穴在腳內側，內踝尖下方凹陷處；太溪穴位於腳內側，內踝後方與腳跟骨筋腱之間的凹陷處。

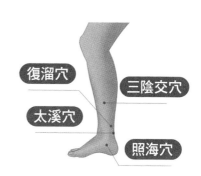

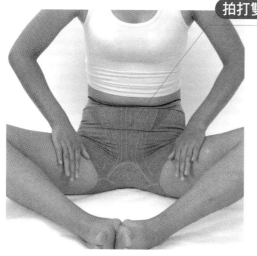

拍打雙腿內側（肝腎二經）

◉ 開始操作

1　取坐姿，雙腿分開，俯身拍打雙腿內側（肝腎二經的循行部位），由上至下。手法要輕柔，速度要快。每個部位時間次數越長越好，直到腿部明顯酸脹。可反覆多次。

拳輪叩打肝俞穴

2　俯臥，讓家人幫忙找到肝俞穴，成空心拳，用拳輪輕輕叩打穴位，速度要快，時間越長越好。

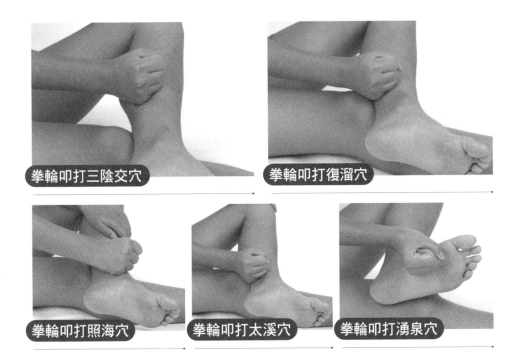

拳輪叩打三陰交穴

拳輪叩打復溜穴

拳輪叩打照海穴

拳輪叩打太溪穴

拳輪叩打湧泉穴

坐姿閉目

3

—— 回復坐姿，休息片刻。分別找到三陰交、復溜、照海、太溪、湧泉等穴位。成空心拳，用拳輪叩打諸穴，時間越長越好，直到穴位明顯酸脹。有時可口中生津，不要吐掉，要將津液分三口咽下。

4

—— 閉目輕輕呼吸，想像小腹有一團藍色清涼的陰液，如同一池清水，上半身的亢陽或火熱被這池清水所吸引，漸漸融入水裡，最終陰陽平衡。

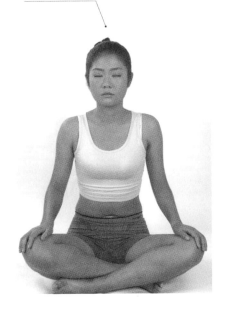

2. 腎陰虛

　　腎中藏有真陰真陽，但腎陰虛時往往伴有腎陽虛，只是表現得不明顯。腎陰虛病位在腎，常涉及肺、心、肝等臟。腎陰虛一般表現為虛熱盜汗、五心煩熱、尿黃赤、腰膝酸軟、失眠多夢，嚴重的時候可能出現骨蒸潮熱，這些症狀一般在夜間較重。

　　五心煩熱是指雙手心、雙腳心發熱並自覺心胸煩熱。骨蒸潮熱是指陰虛潮熱的熱氣自裡透發而出；按時發熱或按時熱勢加重，如潮汐般。

　　此外，腎陰虛可致肝陰不足，肝陰損耗也可傷及腎陰，腎陰虛的表現雖然和肝陰虛不完全相同，但拍打療法的內容是完全相同的。

3. 肺陰虛

　　肺陰虛是指肺的津液消耗，使肺失去了濡養而出現陰津不足，不能很好地發揮將水液布散全身的職能，從而導致虛熱內生。如津液不能向上散佈於口、咽、鼻、舌等器官，使咽喉失去陰津濡潤，出現聲音嘶啞，口鼻唇舌得不到陰液滋養而乾燥，出現乾咳、舌紅少津、口咽乾燥等症狀；不能濡養肌肉，導致身體消瘦；不能制陽，致使虛熱內生而出現五心煩熱；虛火上炎導致顴紅；虛擾陰營導致盜汗等。

　　由於心陰虧損會使心火上炎，熱盛灼津，導致肺之津液不足；腎陰不足則不能上承於肺，使肺失去滋潤而致陰虛。因此，在調理肺陰虛時，注意要同時調理心陰和腎陰。

經穴及部位

- 🔴 肺經　🔴 心經　🔴 心包經
- 🔴 膻中穴　🔴 肺俞穴　🔴 後背

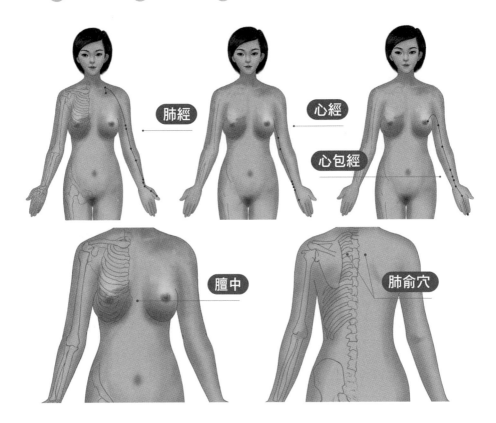

手太陰肺經起於胃口，下絡大腸，轉折而上行，出胸部中府穴，繞肩折向手臂，沿手臂內側前緣朝向手，最後止於拇指外側少商穴；手少陰心經起於腋下極泉穴，沿手臂內側後緣走行，最後止於小指內側少沖穴。

手厥陰心包經起於乳頭外 1 寸的天池穴，繞經肩部折向手臂，沿手臂中線走行，最後止於中指指尖中沖穴。

　　膻中穴在胸部正中，兩乳頭連線的中點上；肺俞在膀胱經上，第 3 胸椎棘突下再展開 1.5 寸，左右各一處。

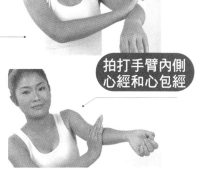

拍打手臂內側肺經

◉ **開始操作**

拍打手臂內側
心經和心包經

1

── 取坐姿，甩手臂數次，拍打手臂內側（肺、心、心包三經循行部位）。用力拍打，時間次數不限，肢體酸脹時再向前移動。

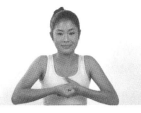

2

── 左手掌按在胸口膻中穴上，右手成空心拳，用拳輪叩左手背。力量要逐漸加重，共 100 次。

拳輪叩手背震盪膻中穴

3

── 俯臥或坐姿，讓家人幫忙找到肺俞，五指聚攏成尖，用指尖叩擊兩側肺俞各 100次，力量要深入皮下。

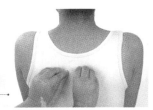

五指指尖叩擊肺俞

4

── 讓家人用平掌拍打後背，時間次數都不限，直到將後背拍打出痧疹來。

4. 胃陰虛

平掌拍打後背

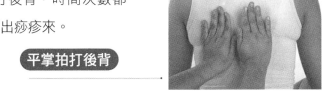

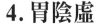

　　胃陰虛多由胃火熾盛，脾胃濕熱，或熱盛傷津，損耗胃陰，導致胃的陰液不足。胃陰虛可能出現胃脘隱痛、饑不欲食、口燥咽乾、大便乾結，或脘痞不舒，或乾嘔見逆，舌紅少津，脈細數。

經穴及部位

- 胃經
- 胃俞
- 頭維
- 缺盆
- 天樞
- 腮顴
- 後背

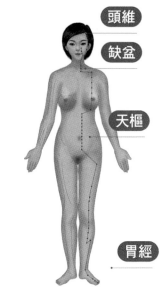

　　足陽明胃經始於鼻，出目下，下行至口唇，一條分支在下頜處分出來反折向上至顛頂兩側髮際的頭維穴，這兩條線都大致縱行；頭維穴在兩側額角上，距離前正中線 4.5 寸；缺盆穴在鎖骨上窩中央，距前正中線 4 寸；天樞穴位於肚臍旁 2 寸處；胃俞穴在第 12 胸椎棘突下，再展開 1.5 寸，左右各一處。

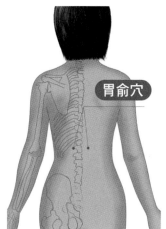

開始操作

拇指關節叩擊頭維穴

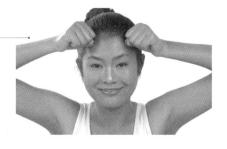

1　取站姿，雙手握拳，用拇指關節叩擊兩側頭維穴各 100 次。

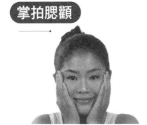

掌拍腮顴

2
── 雙手掌拍打腮顴部位，力道由輕至重，各 100 次。

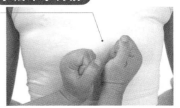

拳輪叩擊胃俞

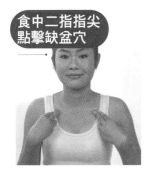

食中二指指尖點擊缺盆穴

3
── 雙手食指、中指併攏微彎，用兩指指尖點擊缺盆穴，適當用力，以局部微酸為度，各 100 次。

5
── 俯臥或坐姿，讓家人幫忙找到胃俞。成空拳，用拳輪叩擊胃俞，力量要大，以疼痛可以耐受為度，兩側各 100 次。

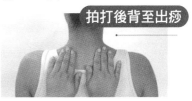

拍打後背至出痧

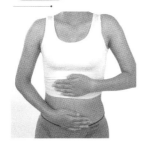

拍打胸腹兩側胃經

4
── 雙手拍打胸腹兩側胃經循行部位，力度稍重，每個部位拍打到疼痛難忍再向下移動。女性注意避開乳房。

6
── 讓家人拍打後背，位置、時間、次數不限，直到將後背拍打出痧疹來。

5. 胃陰虛：意念法

關於胃陰虛，除了上述的操作方式外，可以再配合意念法輔助治療。

晨飲數杯水清涼，雙手震盪天樞旁。
意念污穢與熱結，送舟趨下歸大腸。

● **開始操作**

拍打震盪天樞穴

1
—— 早上起來喝幾杯涼開水，最好加些蜂蜜，但不能太涼，然後拍打震盪大腸，刺激天樞等穴位。

2
—— 一邊拍打一邊閉目想像體內的糟粕污穢之物漸漸凝聚，且將火熱都吸引過去，結成一團。將這一團熱穢之物當成是船，在體內河水的推送之下奔向大腸，等待排出。意念法一開始可能沒有明顯的效果，如果能堅持，一般一個月左右就會起效。

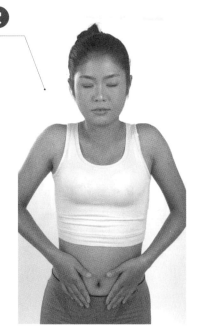

6. 心陰虛

　　心陰虛時以火性症狀為主，諸如心悸、舌尖發紅、舌尖生刺疼痛、口乾渴、兩內眥起血絲、失眠、多夢、心煩、手腳心熱等。

　　心與小腸相表裡，中醫認為小腸和小便相關，心火移於小腸，可能導致小便黃赤甚至澀痛。需要注意的是，心火盛的實證也會有這些症狀，兩者之間該如何鑒別呢？

　　一是看火性症狀的持續性，實證比較持續，而虛證有間歇性；二是看脈，心陰虛時左手寸脈是細的，心火盛的實證則是滑實有力的；三是陰虛時夜間症狀比較重。

經穴及部位

- 心經
- 心包經
- 膻中
- 心俞
- 厥陰俞
- 三陰交
- 復溜
- 照海
- 太溪
- 湧泉

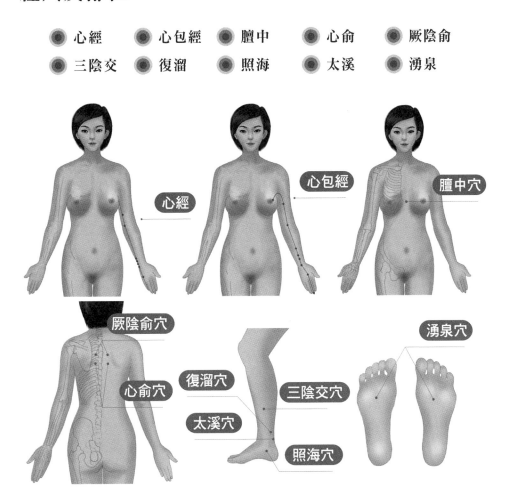

心經始於腋下，止於小指指尖，貫穿上臂內側；從乳頭外側1寸的天池穴開始，到中指指尖末端，為心包經。

膻中穴在前正中線上，兩乳頭連線的中點；湧泉穴在腳底腳前部凹陷第2、3趾趾縫紋頭端與腳跟連線的前1/3處。

厥陰俞穴在第四胸椎棘突下展開1.5寸處；心俞穴位於背部，第五胸椎

棘突下，展開 1.5 寸。

　　三陰交位於小腿內側，內踝高點上 3 寸脛骨內後緣；復溜穴在小腿內側，太溪直上 2 寸，跟腱的前方；照海穴在腳內側，內踝尖下方凹陷處；太溪穴位於腳內側，內踝後方與腳跟骨筋腱之間的凹陷處。

● 開始操作

拍打心經和心包經

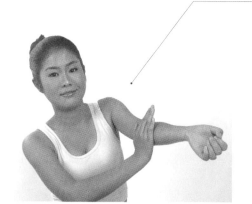

1 ── 取坐姿，伸出左臂，用右手拍打手臂內側，這是心經和心包經循行的路線。由肩拍向手，每個部位拍打的時間次數不限，感到酸脹再向下移動。這樣反覆操作 10 次後，另一側用同樣方法操作。

拳輪輕叩膻中穴

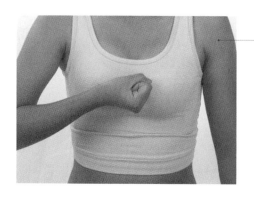

2 ── 右手成空心拳，用拳輪輕叩胸口膻中穴。力量要逐漸加重，以感到輕微疼痛為度，時間次數不限，直到呼吸較前明顯順暢。

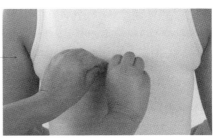

五指指尖叩打心俞穴

3
—— 俯臥或坐姿，讓家人幫忙找
到心俞穴和厥陰俞穴，五指聚攏成
尖，用五指指尖分別叩打這兩個穴
位，力度適中，各 100 次。

五指指尖叩打厥陰俞穴

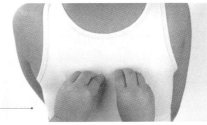

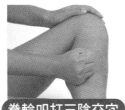

拳輪叩打三陰交穴

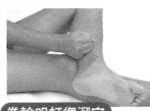

拳輪叩打復溜穴

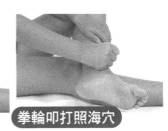

拳輪叩打照海穴

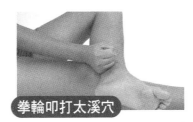

拳輪叩打太溪穴

4
—— 取坐姿，分別找到三陰交、復溜、照
海、太溪、湧泉等穴位。手成空心拳，用拳
輪分別叩打這些穴位，漸漸加力，時間次數
不限，直到穴位酸脹。叩打時想像皮下生出
藍色水液，穴位下的水液漸漸匯成水流，在
小腿上下流動。

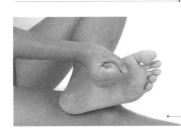

拳輪叩打湧泉穴

◎ 四、血虛體質 ◎

　　女子以血為先，女子又有月經，所以血虛體質在女性中較為常見。在五臟中，和血關係最為密切的是心和肝，因為心主血脈而肝藏血，血能養心肝之神魂。血主滋養周身，五臟六腑、四肢百骸、五官清竅都離不開血的滋養。此外，發為血之餘，頭髮的性狀也跟血密切相關。

　　血虛的主要症狀是乏力、虛弱、失眠、健忘、情緒低落、指甲異常、頭髮枯黃、月經後期、量少色淡、面色無華、兩目無神、舌淡脈弱、皮膚無澤等。對於血虛的女性來說，養血是非常重要的，可以說有了充足優質的氣血，就有了健康和美麗。中醫認為，脾主運化水穀精微，奉心化赤為血，血色赤，為陰中之陽，受腎陽溫煦，所以血的化生主要與脾心腎相關。

經穴及部位

● 脾經　　● 心經　　● 腎經
● 足三里　● 脾俞　　● 心俞
● 腎俞　　● 命門　　● 章門
● 京門　　● 膈俞

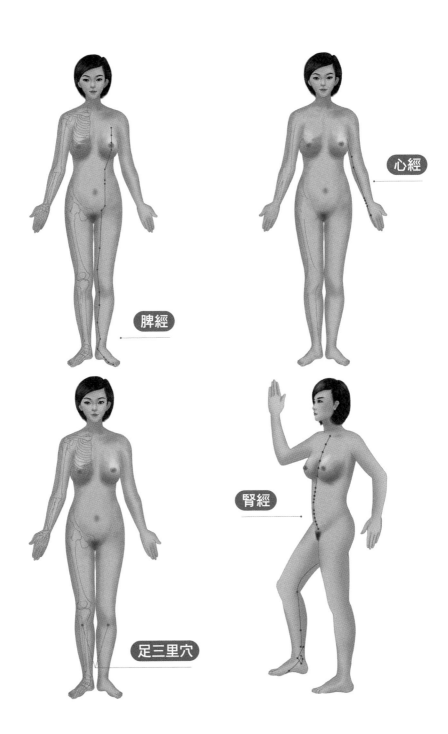

脾經

心經

足三里穴

腎經

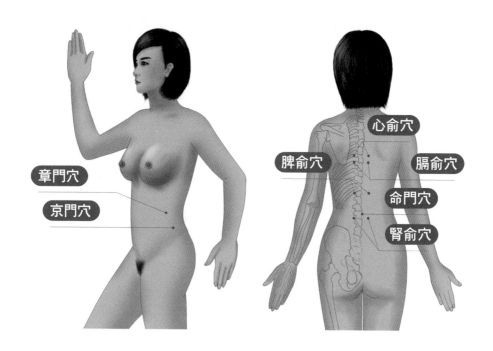

脾經從趾尺側隱白穴開始，途經大都、太白、商丘、三陰交、地機、陽陵泉、血海到大包；腎經起自腳底湧泉穴，沿腿內側後緣向上過盆腔深處，從任脈展開 0.5 寸處向上直達胸前俞府穴。

心經始於腋下，止於小指指尖，貫穿上臂內側；足三里穴在膝下四指，脛骨外一橫指的位置上；章門穴位於側腹部，第 11 肋游離端的下方；京門穴位於側腰部，第 12 肋骨游離端的下方。

腎俞穴在腰部，和肚臍同一水平線的脊椎左右兩側兩指寬處；心俞穴位於背部，第 5 胸椎棘突下，展開 1.5 寸；膈俞穴位於背部，第 7 胸椎棘突下，左右展開兩指寬處；脾俞穴位於背部，第 11 胸椎棘突下，展開 1.5 寸；命門穴位於腰部，後正中線上，第 2 腰椎棘突下凹陷中。

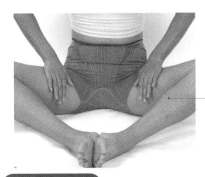

拍打足三里穴

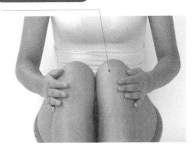

● 開始操作

拍打腿內側

1
— 取坐姿，雙腿分開，拍打腿內側（脾腎二經的循行部位），手法經柔，速度要快。由上拍向下，每個部位拍打時間次數不限，感到肢體酸脹再向下移動。用同樣方法拍打手臂內側心經循行的部位。

2
— 取坐姿，俯身拍打足三里穴，以疼痛稍重為度，共 100 次。

3
— 取俯臥或坐姿，暴露後背，讓家人幫忙找到脾俞、心俞、腎俞、膈俞穴。手成空心拳，用拳輪輕輕叩打諸穴，時間越長越好，直到穴位明顯酸脹。腎俞穴可以自己握空心拳反手用拳眼叩打。其中，膈俞也叫「血會」，是治血病的要穴。

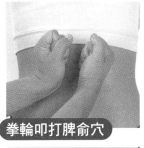

拳輪叩打脾俞穴

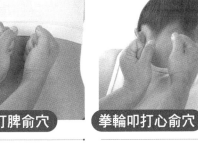

拳輪叩打心俞穴

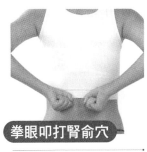

拳眼叩打腎俞穴

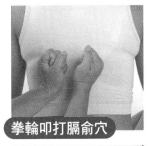

拳輪叩打膈俞穴

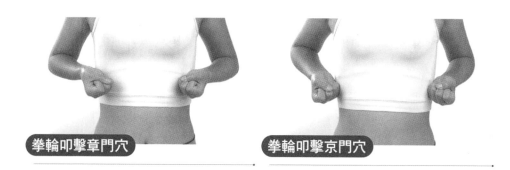

拳輪叩擊章門穴　　　　拳輪叩擊京門穴

4
—— 取站姿，雙手成空心拳，用拳輪輕輕叩擊章門穴和京門穴，以局部微微發脹為度，共 100 次。

雙手擦頭皮

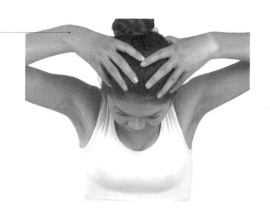

5
—— 雙手用乾洗頭的方法擦面部和頭皮，力度適中，反覆多次，以皮膚發熱為度。這個方法可以活躍面部血絡，使容顏泛紅有光澤。注意不能太用力，否則容易加重脫髮。

◎ 五、氣鬱體質 ◎

　　氣貴動不貴靜，若氣滯不暢，直接產生疼痛的症狀，因為不通則痛，所以寧可氣少，不可氣止。如果存在氣虛，就會缺少動力而出現氣鬱氣滯。

　　氣為血之帥，氣如果流通不暢，也會影響血的運行，出現血滯，甚至瘀血，下節會著重介紹，此處從略。氣的概念非常寬泛，氣鬱體質的表現繁雜，但概括來說有三類症狀，一是脹痛、二是情志抑鬱，三是臟腑功能障礙。

1. 脹痛

　　中醫裡有兩句話，一是「不榮則痛」，二是「不通則痛」。不榮則痛是說組織缺少滋養，從而出現疼痛，這種情況不是特別多見。

　　人體的氣沿經脈在體內體外流通，如同江河之水，川流不息，如果因為阻滯導致氣行不暢，氣血便會和阻力對沖相搏，搏擊的程度越劇烈疼痛就越重。此即不通則痛的原因。無論是在臟腑還是在肢體軀殼，氣行不通都會造成疼痛，主要表現為脹痛。

經穴及部位

- 阿是穴
- 百會
- 風池
- 太陽
- 胸部

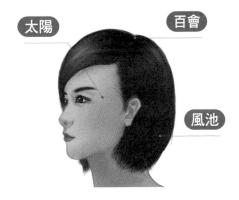

太陽　百會　風池

　　百會穴位於頭頂正中心；風池穴位於枕骨下方的兩側凹陷處；太陽穴位於頭部側面，眉梢和外眼角中間向後一橫指凹陷處。

🔘 開始操作

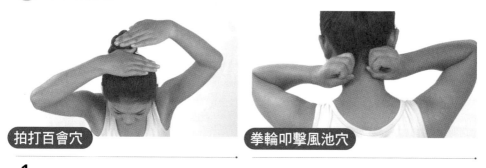

拍打百會穴　　　　拳輪叩擊風池穴

1
── 雙手交替拍打百會穴，力量由輕至重，震顫感要強，反覆拍打 50 次。

2
── 雙手成空心拳，用拳輪輕輕叩擊兩側風池穴，以感到酸脹為度，共50次。

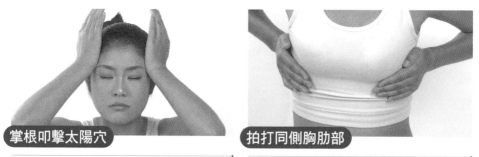

掌根叩擊太陽穴　　　　拍打同側胸肋部

3
── 雙手掌根輕輕叩擊太陽穴 100 次。

4
── 取站姿，甩手臂到對側身體，左右交叉，用空心掌拍打對側胸肋部，也可以拍打同側胸肋部，發出「空空」聲，但不要太用力。拍打時位置可以隨意變動，共拍打 2 分鐘。

2. 情志抑鬱

　　中醫認為，與情緒相關的心理活動被統稱為情志。中醫將情志分為很多類型，有所謂七情之喜怒憂思悲恐驚，也有按五行分的怒喜思悲恐。按五行分時還可以和五臟相關聯，肝怒、心喜、脾思、肺悲、腎恐。中醫認為，這五種情志是五臟之氣活動時產生的外顯徵象，而情志反過來也可能影響五臟的氣機。

　　憂鬱狀態的本質就是氣鬱氣結氣滯，直接對應的就是肝氣鬱結。因為肝主疏泄，是專門調暢情志的。當鬱極之時，肝氣就會鬱而化熱，此為靜極生動，就會表現出肝火上沖的急躁易怒。

　　其次，情志方面的氣鬱還和思慮有關，當人悶悶不樂時往往是因為思慮過度，導致氣行不暢。而思與脾相關，所以氣鬱會造成脾氣結。脾氣結時，中氣不暢則脘腹墜脹不通，運化不調則精微不足而消瘦，水濕不化則大便稀溏，脾不升清則面色口唇無華。

　　第三，心主神明，所以任何思維、情感、情緒、心理等情志活動都跟心發生關聯，思慮過度同時也可以損傷心的氣血。人的性格、體質各有不同，人的根本性格是難以更改的，但是透過拍打療法可以疏利氣機，調暢情志，防止氣血鬱久生變。

經穴及部位

● 肝膽經　　● 心經　　● 心包經　　● 脾經　　● 中府

● 膻中　　● 中脘　　● 天樞

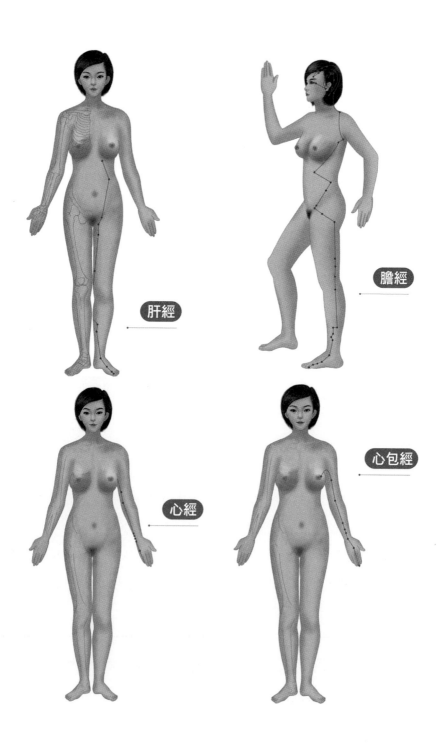

肝經

膽經

心經

心包經

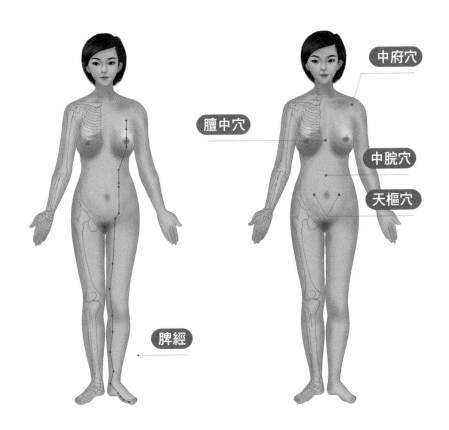

　　肝經起自趾根根部的大敦穴，經腳背、腿內側、腹部，一直到乳房下 2 寸的期門穴；膽經由臀部中點開始，沿大腿筆直下滑，至腳踝底端結束；心經始於腋下，止於小指指尖，貫穿上臂內側。

　　從乳頭外側 1 寸的天池穴開始，到中指指尖末端，為心包經；脾經從趾尺側隱白穴開始，途經大都、太白、商丘、三陰交、地機、陽陵泉、血海到大包。

　　中府穴位於胸前外上方平第 1 肋間隙，前正中線展開 6 寸；膻中穴在胸部正中，兩乳頭連線的中點上；中脘穴在腹部肚臍上方正中間大約 4 寸的地方；天樞穴在中腹部，肚臍左右 2 寸處。

◉ 開始操作

> 頭正身直腰間挺，呼吸深沉舌上頂。
>
> 拍打百會振脈氣，晨起長嘯暢心情。
>
> 振臂大包膽肝經，章門京門拍不停。
>
> 拍打胸部中府膻，聲音受震顫不寧。
>
> 二心與脾中脘樞，意念百脈水流行。

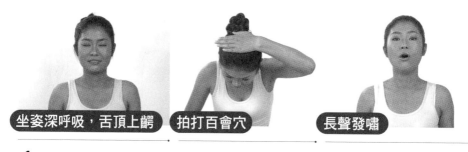

坐姿深呼吸，舌頂上齶　　拍打百會穴　　長聲發嘯

1 ── 晨起天剛亮時是肝木經氣當值，漸漸開始旺盛，此時拍打可以順應肝經本氣的態勢，效果更好。取坐姿，身體挺直，深呼吸，舌頂上齶。

2 ── 先拍打百會，因為百會是人之頂極，百脈交會之處，所以拍打百會可以有效地震盪全身經脈氣血，為後面的拍打做準備。共拍打 30 次。

3 ── 長聲發嘯，可以震盪經氣，疏通百脈，暢發鬱氣。長嘯的次數不限，一般長嘯 3 次。

注　意　事　項

長嘯一定要發於丹田，用丹田氣才有震盪效果，僅僅是高聲喊深度是不夠的。如果發聲是正確的，就會感受到身體的震動，同時覺得非常舒服。

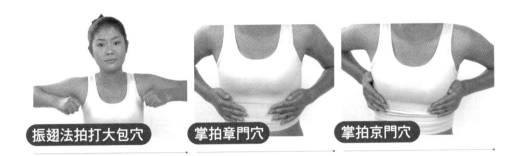

振翅法拍打大包穴　　掌拍章門穴　　掌拍京門穴

4 振翅法拍打大包穴,附帶將膽經一起拍打。因為脅肋部為少陽之地,少陽膽主春天升發之氣,所以開膽氣有疏利氣機的作用。一般拍打 50 次。

5 用空心掌拍打肝經和脅肋區的章門與京門穴,也是為了繼續疏利肝膽經氣。次數不限,以拍打區域酸脹為度。

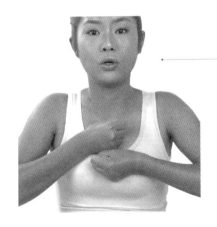

雙拳捶胸

6 雙拳捶胸,一下接一下,一邊長嘯一邊拳打,讓拳擊震動發聲,使聲音發顫,透過震顫製造更好的暢經氣作用。一共 50 下。

中醫知識　　胸部有肺經、中府穴、膻中穴,可以在捶擊中同時受到拍打撞擊,有利於暢氣。

7 拍打心經、心包經、
脾經、中脘和天樞穴，一
定要打出震顫感。同時配
合意念，一邊拍打一邊想
像體內的經氣就像江河的
水一樣，被拍打得震顫起
來，巨浪滔天，衝破所有
障礙，這些水在經脈之中
川流不息，又平穩收斂。
拍打時間不限，以感到心
情舒暢為度。

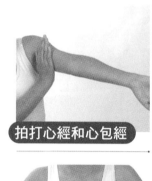

拍打心經和心包經

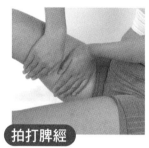

拍打脾經

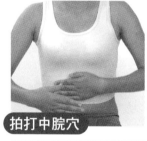

拍打中脘穴

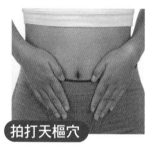

拍打天樞穴

3. 臟腑功能障礙

臟主藏精，主靜，從這一點來看似乎臟腑之氣受鬱好像並不會產生不
良影響。但中醫認為，「升降出入，無器不有」，「器」指臟腑，即是說任
何臟腑的氣都要升降出入，是動態的，如果臟腑之氣靜滯不行，其功能必定
受影響。所以氣鬱體質總是傾向於造成臟腑功能障礙，久之必內生重病。因
此人的性格應開朗一些，否則百病叢生，外邪尚可避之，內魔卻難疏通。欲
求不得，五陰內熾，不但招病，還會送命。臟腑功能障礙的內容太多，無法
一一列舉，但大體內容前面均已有述，此處從略。有哪一臟腑的症狀，就選
取某經進行拍打，同時配合肝膽二經效果更好。

◎ 六、血瘀體質 ◎

　　氣血以行為貴，血脈暢通方能百病不生，血脈不暢則生瘀血，瘀血是病理產物，屬於病邪。血行於周身，所以理論上瘀血會累及所有臟腑。但瘀血基本上是固定不變的，不會隨血而行，所以瘀血往往透過對經氣的阻滯而產生遠端影響。

　　下面介紹一些判斷是否有瘀血的方法，供大家參考。

　　第一，瘀血如果和正氣相沖，最主要的症狀就是刺痛。疼痛的位置非常固定，不來回走竄。

　　第二，刺痛常在夜間加重，因為夜間陽氣入於血分，加重了正氣和瘀血之間的沖搏，所以症狀會加重。但這個規律並不絕對。

　　第三，瘀血比較重時，舌頭上會有瘀斑。照鏡子時可以觀察自己的舌頭，舌上細脈叢生，又和諸多經脈相關，是內裡血脈病變的集中反映區域。瘀斑是暗紫色的，很容易識別出來。瘀斑的形狀不規則，位置不規則，如果是肝經瘀血，一般出現在舌頭側面。除了舌頭，口唇也會出現瘀斑，意義是一樣的。

　　第四，體內瘀血嚴重時，月經有血塊、色紫暗，痛經。女子以血為先天，月經對血分病變感應很強，所以月經可以準確地判斷血分病變。血塊、紫暗和疼痛是瘀血的典型徵象。

　　血瘀體質的表現複雜，累及不同臟腑時症狀不同，難以詳細列舉，故本節僅介紹一下血瘀體質的常規拍打療法。血瘀體質的拍打方法和氣鬱體質的拍打方法大致相同，只是拍打時間長，同時要配合肝經、肝俞、膈俞。

經穴及部位

- ● 阿是穴　　● 肝俞
- ● 肝經　　　● 膈俞

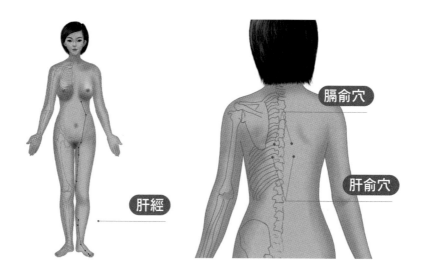

肝經起自趾根根部的大敦穴，經腳背、腿內側、腹部，一直到乳房下 2 寸的期門穴；肝俞穴位於背部脊椎旁，第 9 胸椎棘突下，左右兩指寬處；膈俞穴位於背部，第 7 胸椎棘突下，左右展開兩指寬處。

● 開始操作

拍打阿是穴的手法和前面所介紹的治療疼痛時的方法一致，在此不再贅述。

掌拍腿內側肝經

1 —— 取坐姿，雙腿分開，俯身用平掌
拍打大腿內側（肝經）。力量先輕後
重，最後一般力度會變得很大，以疼
痛勉強可以耐受為度。從上拍至下，
時間次數不限，每個部位拍至皮膚發
熱再向下移動，這樣反覆操作 10 次。

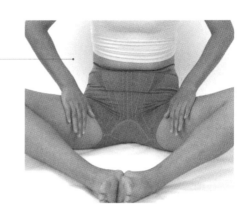

五指指尖叩打膈俞、肝俞

2 —— 俯臥，讓家人幫忙找到膈俞和
肝俞。五指聚攏成尖，用五指指尖分
別叩打兩個穴位。力度先輕後重，以
疼痛勉強可以耐受為度，各 100 次。

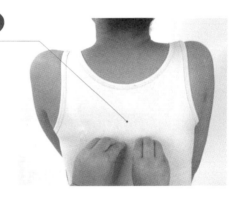

注 意 事 項

血瘀體質的拍打首先時間要長，目的是透過氣分深達血分，
每次的時間至少要 1 小時。一定要將病灶部位拍紅拍熱，在
此基礎上繼續延時。
其次，力度要適當增加，這樣更容易觸及血分。再次，無論
累及的是哪裡都要配合肝經，藉此疏理氣機，因為氣為血之
帥，氣暢血才能暢，這是有利於祛瘀血的。
最後，配合按揉膈俞、肝俞，這兩個穴位主治血分病。總之，
血瘀體質要引起大家的重視，不讓瘀血沉積定型，要將新生
的瘀血及時鬆解消散。

◎ 七、痰濕體質 ◎

中醫認為，脾主運化水穀精微，主運化水濕，如果脾氣虛，則水穀精微和水濕就會積留不化，從而化為痰濕。痰濕存於體內，隨氣而走，變動不居，就像順水流的木塊。如果痰濕透過肺咳出體外，便是有形之痰，偏於氣分有形之物。

痰濕並非只能從肺部咳出，也可以從大腸溜出，表現為便溏。如果痰濕排不出去，留在體內，則往往以脂肪的形式存在，偏於血質，有時也表現為水腫，偏於氣分。

從上述痰濕的轉化途徑來看，排出體外的痰濕主要成分是水濕，而積留於體內的痰濕主要成分是水穀精微，轉化為偏於血質的脂肪，否則表現為水腫，還是偏於氣分。所以痰濕體質的人其實是因虛生實，虛實夾雜的證型。

經穴及部位

- ◉ 肺經
- ◉ 腎經
- ◉ 胃脘
- ◉ 膈俞
- ◉ 脾經
- ◉ 小腹
- ◉ 足三里
- ◉ 肝俞

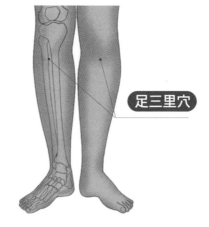

足三里穴

從肩胛骨凹陷處連出一條直線，沿著手臂內側，到拇指外側端止，為肺經；脾經從趾尺側隱白穴開始，途經大都、太白、商丘、三陰交、地機、陽陵泉、血海到大包；腎經起自腳底湧泉穴，沿腿內側後緣向上過盆腔深處，

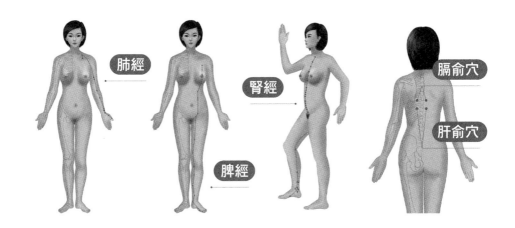

從任脈展開 0.5 寸處向上直達胸前俞府穴。

　　足三里穴在膝下四指，脛骨外一橫指的位置上；膈俞穴位於第 7 胸椎棘突下，左右展開兩指寬處；肝俞穴位於第 9 胸椎凸骨下，左右展開 1.5 寸。

● 開始操作

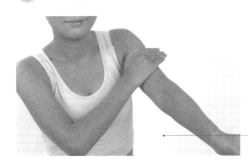

1
　　取坐姿，伸左臂，拍打肺經循行部位，由肩至手，每個掌位拍打 30 次再向下移動。換另一側用同樣方法操作。　拍打肺經

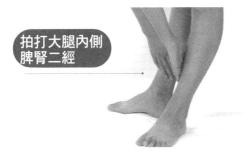

拍打大腿內側
脾腎二經

2
　　微分雙腿，俯身拍打大腿內側脾腎二經的循行路線，由上至下，每個掌位拍打 30 次再向下移動。換另一側用同樣方法操作。

脾主運化；肺為水之上源，主通調水道；腎主水。所以刺激肺、脾、腎三經對於運化、排泄體內水濕，防止水濕積聚成痰起著非常重要的作用。

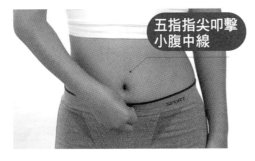

五指指尖叩擊小腹中線

3 仰臥或站立，右手五指聚攏成尖，用五指指尖叩擊小腹中線，由上至下，每個點叩擊 100 次再向下移動，每次移動約一指的距離。力度要大，力量要深入皮下，速度不要求太快。

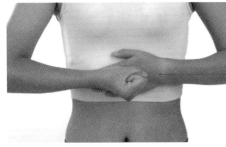

拳輪叩擊左手背震胃脘區

4 左手掌按在胃脘區上，右手成空心拳，用拳輪叩擊左手背，力度要大，共 100 次。

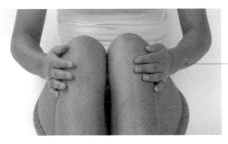

拍打足三里穴

5 取坐姿，俯身拍打足三里穴，以疼痛稍重為度，共 50 次。

小腹上正中線的任脈上有很多穴位，比如石門穴是三焦的募穴，關元穴是小腸的募穴，中極穴是膀胱的募穴，拍打這些穴位都可以促進水液排泄。

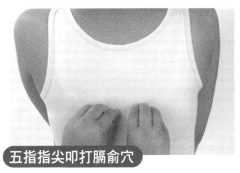
五指指尖叩打膈俞穴

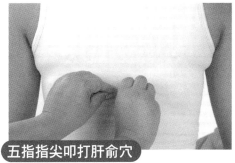
五指指尖叩打肝俞穴

6

俯臥或坐姿，讓家人幫忙找到膈俞和肝俞穴，五指聚攏成尖，用五指指尖分別叩打這兩個穴位。力量要深入皮下，各 100 次。

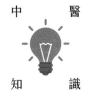

中醫
知識

痰濕體質中有一部分偏於血分，僅是運化氣分水濕效果一般，而這兩個穴位剛好可以活血，有利於鬆動血分痰濕。痰濕體質僅憑拍打療法還不足以改善症狀，還要控制飲食、適當運動。

◎ 八、特稟體質 ◎

特稟體質，是指由先天因素和遺傳因素所造成的一種特殊狀態的體質缺陷，以生理缺陷、先天失常、過敏反應為主要特徵，又稱特稟型生理缺陷、過敏。

特稟體質主要有三種：過敏體質、遺傳病體質、胎傳體質。

過敏體質：易對藥物、食物、氣味、花粉等過敏。主要表現為哮喘、咽癢、鼻塞、噴嚏、蕁麻疹等。

遺傳病體質：有先天性疾病或者家族遺傳病史，比如血友病、唐氏症候群等。

胎傳體質：是指母親在妊娠期間受不良因素影響胎兒所造成的一種體質，比如五遲（立遲、行遲、發遲、齒遲和語遲）、五軟（頭軟、項軟、手腳軟、肌肉軟和口軟）等。

1. 健脾、補腎氣

腎在五行中屬水，主藏精、主水、主納氣，有「先天之精」，是全身臟腑功能的化源，為臟腑陰陽之本，生命之源，故稱腎為「先天之本」。維護腎氣，加強腎的氣化功能，能促進生長發育，減少疾病，祛病延年。

脾主運化、統血，輸布水穀精微，是氣血生化的源泉，被喻為「後天之本」。如果脾氣壯，飲食狀態良好，就能榮衛興旺，進而滋養骨髓，保精益血。

綜上所述，腎與人的精力活力息息相關；脾與營養吸收有密切的關係，

更與氣血息息相關。特稟體質養生以健脾、補腎氣為主，以增強體質和衛外功能。

經穴及部位

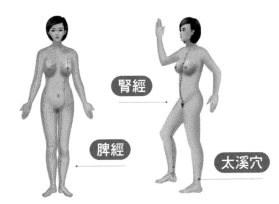

- 脾經
- 腎經
- 太溪
- 後腰

　　脾經起於腳趾甲角旁的隱白穴，從足走胸，經腳內側內踝前方，行於下肢內側前緣，在腹部行於肚臍旁 4 寸，胸部行於任脈旁 6 寸，止於腋下 6 寸大包穴。

　　腎經從小趾起，斜向腳心，沿著內踝後進入腳跟，向上經過小腿，膕窩內側，沿著大腿內側後緣，貫穿脊柱，屬於腎臟，聯絡膀胱，淺出腹前，上行經過腹，胸部，終止於鎖骨下緣；太溪穴在內踝踝骨後面，跟腱的前面。

● 開始操作

拍打大腿內側脾腎二經

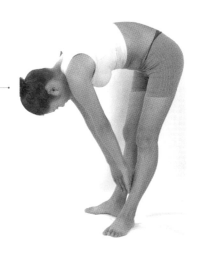

1 取站姿，雙腿分開，俯身拍打左側大腿內側，這是脾經、腎經的循行路線。力度稍重，拍擊速度快，持續時間久，一般要半小時以上。換另一側用同樣方法操作。此外，太白穴是脾經的原穴，健脾補脾的效果強。

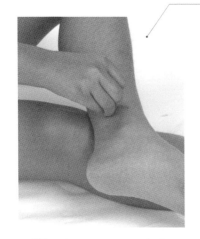

五指指尖叩擊太溪

2
—— 取坐姿，左腳放在右腿上，找到太溪穴。右手五指聚攏，用五指指尖叩擊該穴，深吸氣時用力叩，呼氣時力道減輕。同時想像穴位下面滋生出藍色液體，越來越多，漸漸向四外彌散。操作 5 分鐘以上。換另一側用同樣方法操作。此外，太溪穴是腎經的原穴，是腎經元氣經過和留止的部位。在腎經當值的時間段（17 時至 19 時）拍打效果更佳。

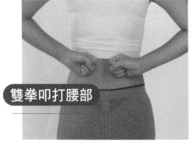

雙拳叩打腰部

3
—— 雙手握空拳，向後放在腰間，手背對著腰。用力叩打腰部，以腰部輕度酸痛為度，次數隨意。

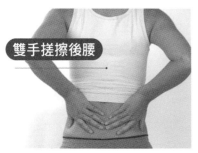

雙手搓擦後腰

4
—— 用雙手搓擦後腰，使皮膚發熱。此外，中醫認為「腰為腎之府」，腰不好等同於腎不好，每天堅持拍打、搓擦腰部可暖腎強腰。

2. 補肺氣、改善過敏體質

過敏體質判斷：如果大家符合下面一點或者幾點，則基本可確認自己為過敏體質。

● 不感冒也鼻塞、流鼻涕。

● 不感冒也打噴嚏。

● 一旦出現季節變化、溫度變化或異味時，會有咳喘現象。

● 對藥物、食物、氣味、花粉、季節交替時、氣候變化等容易過敏。

● 皮膚容易一抓就紅，並出現抓痕。

● 皮膚容易起蕁麻疹。

● 皮膚易因過敏出現紫癜。

　　中醫認為，「肺主表」，這裡的「表」是指鼻子、呼吸道以及皮膚表層，體表的過敏問題，多與肺有關。而「肺」是指一套和肺相關的系統，因此把鼻子、皮膚過敏及氣喘，視為同一系統的問題來處理，且和抵抗力關聯。此外，「正氣記憶體，邪不可干」，肺主氣，而氣之根為腎，肺虛、腎虛、脾虛可能導致過敏性鼻炎、哮喘、結膜炎，要改善現狀需從肺脾腎著手調理。

經穴及部位

● 肺經
● 膻中
● 曲池
● 肺俞
● 後背

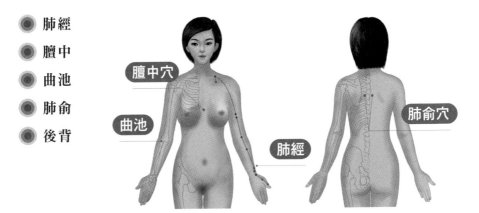

手太陰肺經起於胃口，下絡大腸，轉折而上行，出胸部中府穴，繞肩折向手臂，沿手臂內側前緣朝向手，止於拇指外側少商穴；完全屈肘時，肘橫紋外側端處即是曲池穴；膻中穴在兩乳頭連線的中間；肺俞在後背膀胱經上，第 3 胸椎棘突下再展開 1.5 寸，左右各一處。

● 開始操作

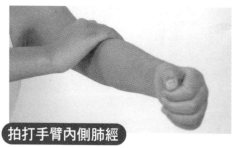

拍打手臂內側肺經

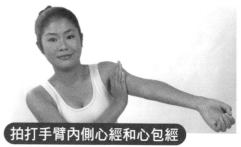

拍打手臂內側心經和心包經

1 取坐姿，甩手臂數次，拍打手臂內側（肺、心、心包三經循行部位）。用力拍打，每個掌位拍打的時間次數不限，肢體酸脹時再向前移動。

2 左手按在胸口膻中穴上，右手成空心拳，用拳輪叩左手背。力量要逐漸加重，共 100 次。

拳輪叩手背震盪膻中穴

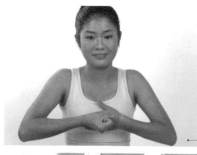

3 彎曲手臂，找到左臂曲池穴，右手成空心拳，用拳輪叩擊曲池穴。力量要大，穴位酸脹疼痛，叩擊 100 次。換另一側用同樣方法操作。

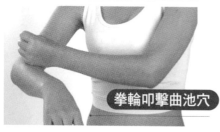

拳輪叩擊曲池穴

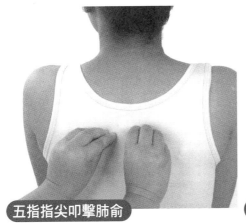
五指指尖叩擊肺俞

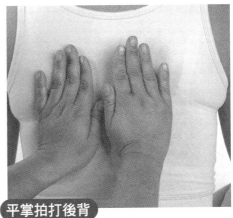
平掌拍打後背

4
俯臥或坐姿，讓家人幫忙找到肺俞，五指聚攏成尖，用指尖叩擊兩側肺俞各 100 次，力量要深入皮下。

5
讓家人用平掌拍打後背，時間次數都不限，直到將後背拍打出痧疹來。

3. 補肺氣、改善過敏體質：意念法

關於補肺氣、改善過敏體質，除了上述的操作方法外，若配合意念法效果更佳。

輕哼震盪音漸強，手拍胸口振聲響。
重呼緩吸隨意念，胸中紅熱氣出腔。
吸入清風有涼意，以涼換熱填肺臟。

◉ **開始操作**

輕聲哼響

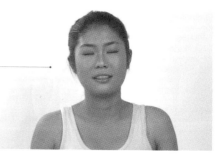

1
—— 取坐姿或站姿，先輕聲哼響，
用哼聲將胸腔震盪起來，然後聲音
漸漸加重。

掌拍胸口

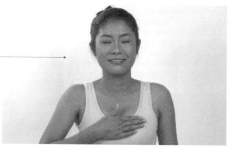

2
—— 用手掌拍打胸口將聲音震盪
起來，呼吸要做到呼氣重吸氣輕
緩。反覆 10 次。

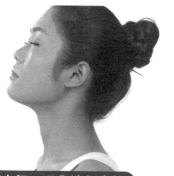

呼出污濁之氣，吸入清新之氣

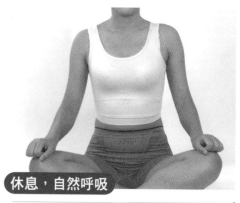

休息，自然呼吸

3
—— 想像胸腔之中滿是污濁之氣，這些氣隨著呼氣排出體外。接著吸入清
涼的新鮮空氣，用清新之氣來填充肺臟。

4
—— 結束意念，自然呼吸。

第四章

拍拍打打，與小疾小病說再見

大病必尋醫，小病問自己。平時難免會有一些小病小痛，可以透過拍打療法，祛病預防。

◎ 一、手腳冰涼 ◎

手腳冰涼陽不足，脾腎陽虛心有數。
脾主四末手足症，腎主陽氣全身督。
或有便溏身體重，或有尿頻尿不出。
脾腎二經常拍打，丹田命門後背督。
拍手跺腳最簡單，勿忘保暖防寒入。

中醫知識

手腳在中醫被稱為「四末」，就是四肢末端的意思，可以反映體內陽氣的盛衰。手腳冰涼常是陽氣不足的表現。

五臟裡脾主四末，腎陽又為一身陽氣的根本，所以脾腎陽虛時便易導致手腳冰涼，常在遇冷或勞累之後加重。脾腎陽虛時除了手腳冰涼，還常有脾陽虛的便溏、肢體沉重，腎陽虛的尿頻，有時因為腎氣不化可能導致尿閉。

經穴及部位

- ◉ 脾經
- ◉ 腎經
- ◉ 中丹田
- ◉ 下丹田
- ◉ 命門
- ◉ 手足

脾經從趾尺側隱白穴開始，途經大都、太白、商丘、三陰交、地機、陽陵泉、血海到大包；腎經起自腳底湧泉穴，沿腿內側後緣向上過盆腔深處，從任脈展開 0.5 寸

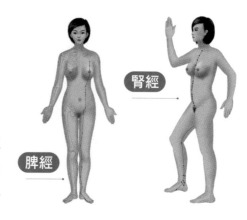

腎經

脾經

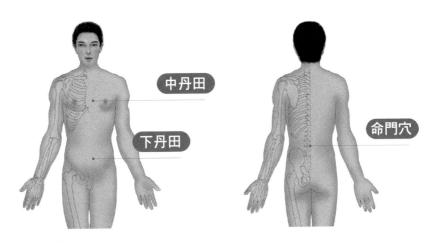

處向上直達胸前俞府穴。

　　中丹田在兩乳頭的膻中穴；下丹田在肚臍下方 3 寸的關元穴；命門穴位於腰部後正中線上，第 2 腰椎棘突下凹陷中。

● **開始操作**

拍打腿內側脾腎二經

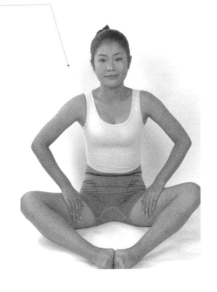

1 取坐姿，雙腿分開，腳掌相對，拍打腿內側脾腎二經循行的部位。由上至下，每個掌位拍打 100 次，力道適中，頻率要高，時間次數不限，以發熱為度。

2 仰臥，雙手成空心拳，用拳心叩打中丹田、下丹田，時間次數不限，直到胸部和小腹發熱。然後用手捂著丹田不動，想像熱氣滲入體內。

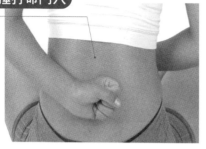

捶打命門穴

3
—　取坐姿，左手反背，握空心拳捶打命門穴，力道適中，時間次數不限，以腰內發熱為度。然後雙手捂住後腰，想像熱力滲入體內。

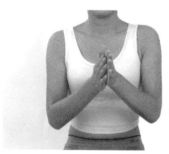

搓熱雙手

4
—　甩動手臂，雙手拍掌 100 次，力度中等，以疼痛可以耐受為度，直到雙手發熱。

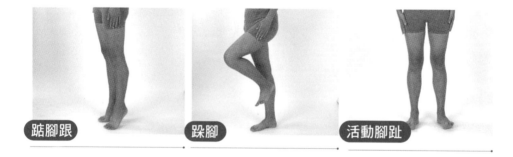

踮腳跟　　　跺腳　　　活動腳趾

5
—　取站姿，踮腳跟 50 次，全身放鬆狀態，體會周身震顫的感覺。

6
—　跺腳，力量漸增，以疼痛可以耐受為度，時間次數不限，直到腳底發麻。

7
—　用力彎腳趾數秒，再用力張開腳趾數秒。這樣反覆操作 10 次。須留意防風保暖。

◎二、感冒頭痛◎

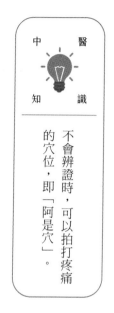

感冒頭痛事常有，外邪襲人先在頭。
經氣阻滯拍打散，伸手便向痛處求。
百會風池與風府，頭維陽白太陽輔。
側面少陽偏頭痛，膽經三焦諸穴處。
列缺散寒驅外風，合谷配之效更佳。
曲池清散內外熱，三穴皆用頭痛除。

　　感冒頭痛可分為很多證型，但很多人並不會辨證，在這裡介紹一個簡單的辦法，就是「哪裡痛就拍哪裡」，其實就是拍打「阿是穴」。有些固定的穴位止頭痛的效果也很好，應該著重拍打。

經穴及部位

◉ 阿是穴　◉ 列缺　◉ 合谷　◉ 曲池　◉ 百會
◉ 風池　◉ 風府　◉ 頭維　◉ 陽白　◉ 太陽
◉ 耳周諸

　　列缺穴位於手臂前部，手腕橫紋上 1.5 寸；完全屈肘時，肘橫紋外側端處即是曲池穴；頭維穴在頭側部，額角髮際上 0.5 寸，頭正中線旁 4.5 寸；陽白穴在前額部，瞳孔直上，眉上 1 寸；太陽穴位於頭部側面，眉梢和外

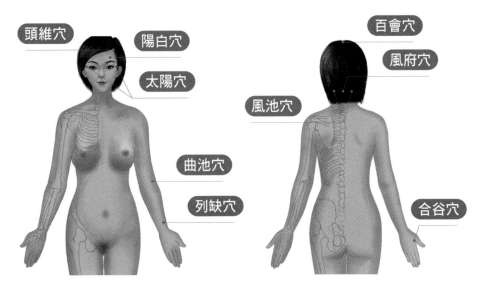

眼角中間向後一橫指凹陷處。

　　合谷穴位於手背，第 1、第 2 掌骨間中點處；百會穴在頭頂正中線與兩耳尖連線的交點處；風池穴在頸部後區，枕骨之下，胸鎖乳突肌上端與斜方肌上端之間的凹陷中；風府穴位於後頸部，兩風池穴連線中點，頸項窩處。

◉ **開始操作**

站立搖頭

1 ── 取站姿，搖頭數次，然後拍打疼痛部位，手法由輕至重，以疼痛可以耐受為度。次數不限，以頭痛緩解為度。

拍打疼痛部位

2 ── 甩動手臂數次，用右手成手刀砍左手列缺穴 50 次，力量由輕至重，手腕放鬆以便產生震顫，效果好時可以出汗。換另一側用同樣方法操作。

手刀砍列缺穴

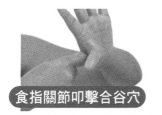

食指關節叩擊合谷穴

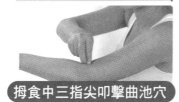

拇食中三指尖叩擊曲池穴

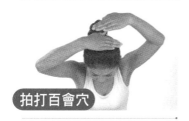

拍打百會穴

3
—— 右手成空心拳，用食指關節叩擊左側合谷穴 50 次，力道先輕後重，深入皮下，出現酸脹疼痛時要堅持忍住。換另一側用同樣方法操作。

4
—— 彎曲手臂，右手拇食中三指聚攏成尖，用指尖叩擊左臂曲池穴，力量要深入穴位，共 50 次。換另一側用同樣方法操作。

5
—— 取坐姿，頭正直，雙手交替拍打百會穴 50 次，力量適中，以微感疼痛為度。

拇指關節叩擊頭維穴

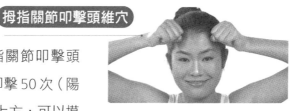

6
—— 雙手握空心拳，用拇指關節叩擊頭維、陽白穴，力量要輕，各叩擊 50 次（陽白穴在前額兩側，眉毛中央上方，可以摸到兩個淺坑）。

拳輪叩擊風池穴

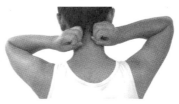

7
—— 雙手成空心拳，用拳輪輕輕叩擊兩側風池穴 100 次。

拍打太陽穴

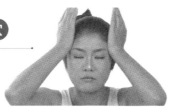

8
—— 雙手掌根輕輕叩擊太陽穴，以輕度酸脹為度，共 20 次。

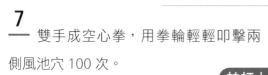

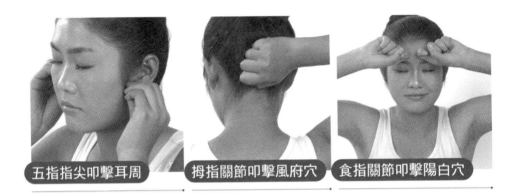

五指指尖叩擊耳周　｜　拇指關節叩擊風府穴　｜　食指關節叩擊陽白穴

9

雙手五指彎曲，用指尖叩擊耳周，力量要輕，速度要快。次數不限，以頭部舒暢為度。

10

握空拳，用凸出來的拇指指間關節輕叩風府穴，時間次數不限，直到感覺局部氣血暢通非常輕鬆。

11

握空心拳，食指關節凸出，用凸出的關節叩擊陽白穴，用力適中，共50次。

注意事項

要留意防風保暖。太陽穴是經外奇穴，其所在區域頭骨非常薄，還有很多重要的血管神經通過，不能重按重擊。

◎三、喉痛咳嗽◎

喉痛咳嗽熱毒攻，火氣沖肺胃相通。
多是肝心肺火盛，曲池合谷熱腫清。
若是外感亦常情，相關治法已說明。
區分內外辨別證，最是重要須遵行。

　　風寒感冒時，風寒束表，而肺主皮毛，肺氣必定受鬱。喉與肺相通，故氣滯而痛。風熱感冒時，風熱之邪常從口鼻侵入，最容易傷肺，容易發生喉痛。內傷病的喉痛咳嗽也很多見，但原因比較複雜，一般來說是臟腑火熱上沖造成的。咽部和喉部在解剖上緊密相鄰，所以很多人覺得嗓子疼，其實是咽後壁疼痛。喉為天門應肺，咽為地戶應胃，手太陰肺經起於胃口，肺胃緊密相關。喉痛咳嗽最常見的就是肺胃火勝。

　　肝經在體內的分支也循「頏顙」，即喉嚨，而且肝火最易沖肺，即木火刑金，所以肝火也可以造成喉痛。心經循行於喉嚨，心火易虛浮上沖，心火又能剋肺金，所以心火勝時也可以有喉痛咳嗽。喉痛咳嗽的相關病因過於複雜，無法一一說清，故本節僅介紹一些通用的拍打方法，不需辨證。

經穴及部位

● 曲池　　● 合谷　　● 內關
● 膻中　　● 列缺　　● 尺澤

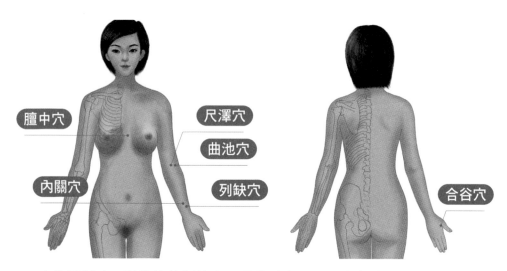

　　完全屈肘時，肘橫紋外側端處即是曲池穴；內關穴在離手腕距離兩個手指寬的兩條筋之間；膻中穴位於兩乳頭之間，胸骨中線上，平第 4 肋間隙；列缺穴位於手腕內側（拇指側），能感覺到脈搏跳動之處；屈肘仰掌，在肘窩橫紋中央，大筋（肱二頭肌腱）外側凹陷中，即尺澤穴；合谷穴位於手背，第 1、第 2 掌骨間中點處。

● 開始操作

1
── 伸左臂，用右手掌拍打左臂曲池穴 100 次，力量適中，以微微酸痛為度。換另一側用同樣方法操作。

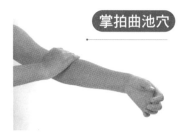

掌拍曲池穴

2
── 右手成空心拳，用食指關節叩擊左合谷穴 100 次，力量可以稍重一些，以疼痛勉強可以耐受為度。換另一側用同樣方法操作。

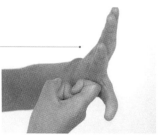

食指關節合谷穴

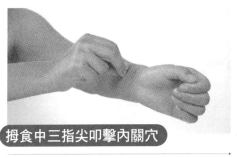

拇食中三指尖叩擊內關穴

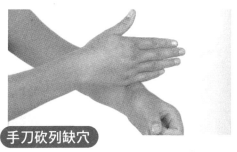

手刀砍列缺穴

3
右手拇食中三指聚攏成尖，用指尖叩擊左手內關穴 100 次，用力較大，以疼痛勉強可以耐受為度。換另一側用同樣方法操作。

4
用右手手刀砍左手列缺穴 50 次，力量由輕至重，效果好時喉痛會立即減輕。換另一側用同樣方法操作。

掌根叩擊膻中穴

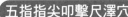

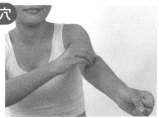

5
用右手掌根叩擊胸口膻中穴 50 次，力量適中，以微感發脹為度。

五指指尖叩擊尺澤穴

6
五指聚攏，五指指尖用力叩擊尺澤穴，共 100 次。換另一側用同樣方法操作。

注 意　事 項

一般來說，咳嗽是一種機體的自我保護反應，所以不能只想著鎮咳，那樣可能會造成病情加重。

◎ 四、胃痛肚疼 ◎

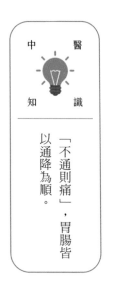

胃痛肚疼原因多，常是氣滯血不和。
貪涼飲冷凝胃氣，肝氣亦常橫犯惹。
天樞中脘解痙攣，手心搓熱敷胃暖。
從上到下叩胃經，氣順脈和痛必痊。

　　如果胃腸氣機滯澀不通，自然會出現胃痛肚疼。相關原因非常複雜，最常見的是胃氣滯、肝氣橫逆犯胃、寒凝三種原因。

經穴及部位

● 肝經　　● 胃脘　　● 胃經　　● 足三里　　● 天樞

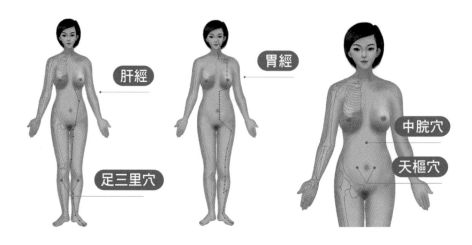

肝經

胃經

足三里穴

中脘穴

天樞穴

　　肝經起自趾根根部的大敦穴，經腳背、腿內側、腹部，一直到乳房下 2 寸的期門穴；胃經始於鼻翼兩側，上行至內眼角，往下途經頸部，順雙乳，過腹部，到兩腿正面，止於第四趾趾間。

　　足三里穴在膝下四指，脛骨外一橫指的位置上；併攏三指，肚臍向左右三指寬的地方就為天樞穴；中脘穴在腹部肚臍上方正中間大約 4 寸的地方。

● 開始操作

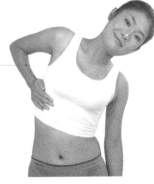

拍打脅肋

1── 取站姿，身子向右凸出，拍打身體右側，由脅肋向上，每個掌位 30 次。力量先輕後重，以感到酸脹為度。換另一側用同樣方法操作。

隔手背拳輪叩擊胃脘

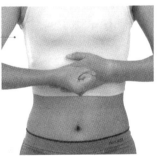

2── 雙手搓熱，然後左手按在胃脘區以熱力暖胃。右手成空心拳，用拳輪叩擊左手背 100 次。力度不宜過大，以震盪效果為主。

3── 仰臥，雙手五指微分彎曲，以指尖叩打胸腹部的胃經路線。力量要深入皮下，力度先輕後重。每個掌位叩打 100 次再向下移動。

五指指尖叩擊胸腹胃經

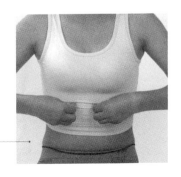

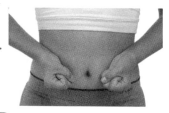

拳輪叩擊天樞穴

4
—— 雙手成空心拳，用拳輪叩擊兩側天樞
穴 100 次，力度適中。

拳輪叩擊中脘穴

5
—— 用同樣的方法叩擊中脘穴。

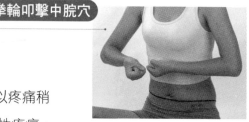

6
—— 取坐姿，俯身拍打足三里穴，以疼痛稍
重為度，共 100 次。此外，如果是寒性疼痛，
可以在疼痛部位進行搓擦，時間不限，直到
將皮膚擦熱。

拍打足三里穴

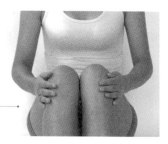

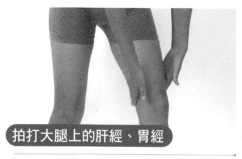

拍打大腿上的肝經、胃經

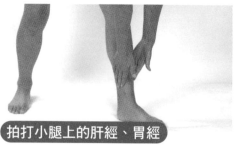

拍打小腿上的肝經、胃經

7
—— 取站姿，然後俯身，雙腿微分，雙手成平掌拍打左腿兩側（外側是胃經，
內側則覆蓋肝經），由上至下，直到腳踝。拍打時間次數不限，感到局部酸
脹疼痛時再向下移動。用同樣方法拍打右側經脈。此外，年輕人不要貪涼飲
冷，中年人要平心靜氣，老年人要保暖護胃。

◎五、胃部下垂◎

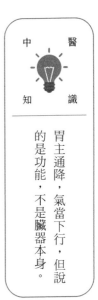
胃貴通降氣下趨，臟器下垂脾氣虛。

脾不升清脾胃經，百會三裡助托舉。

　　若是胃下垂，基本上是脾氣虛造成的。脾主升清，如果脾氣虛則不能托舉臟器從而造成胃下垂。此時常伴有食欲缺乏、胃脹、消化不良等症狀。治療當健脾升清。

經穴及部位

- 脾經
- 胃脘
- 足三里
- 百會
- 天樞

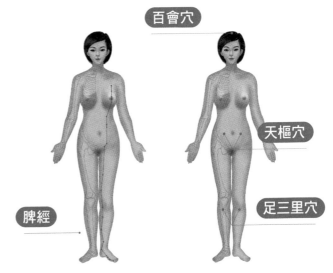

百會穴　天樞穴　足三里穴　脾經

　　脾經從趾尺側隱白穴開始，途經大都、太白、商丘、三陰交、地機、陽陵泉、血海到大包。

　　百會穴在頭頂正中線與兩耳尖連線的交點處；足三里穴在膝下四指，脛骨外一橫指的位置上；天樞穴在中腹部，肚臍左右 2 寸處。

● 開始操作

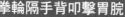
拍打腿內側脾經

1
—— 取站姿，雙腿分開，俯身拍打腿內側脾經
循行路線，手法要輕，速度要快，時間不限，以
肢體酸脹為度。

拳輪隔手背叩擊胃脘

2
—— 仰臥，左手按胃脘，右手成空心拳，用拳
輪叩擊左手背 100 次，力度適中。

3
—— 取坐姿，俯身拍打足三里穴，
以疼痛稍重為度，共 100 次。

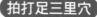
拍打足三里穴

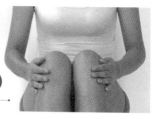

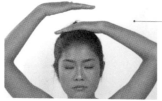
拍打百會穴

4
—— 雙手交替拍打百會穴，力量由輕至重，
震顫感要強，反覆拍打 50 次。

拍打震盪天樞穴

5
—— 先用雙手手掌緊貼於天樞穴，按順時針
方向按摩至局部發熱後，由掌變拳，掌心向內
用力適當拍打 10 分鐘以上即可。

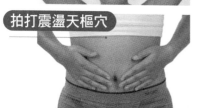

注意事項　胃下垂患者可以適當倒立，以減輕平滑肌的負擔。胃下垂是
平滑肌收縮力減低造成的，倒立並不能使其歸位，只能起到
暫時減輕負擔的作用。

◎ 六、虛性肥胖 ◎

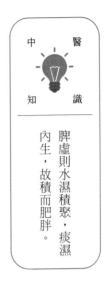

脾虛失運痰濕生，偏於血質脂肪增。
胃經脾經助運化，大腹常搓腿如風。

　　中醫認為虛性肥胖主要是脾氣虛不能運化水濕，痰濕積聚造成的。有些人可能處於「胃強脾弱」的狀態，所以食欲和食量還不錯，這就更容易造成痰濕的生成和堆積，治療以健脾運濕為主。

中醫知識

脾虛則水濕積聚，痰濕內生，故積而肥胖。

經穴及部位

◉ 脾經　　◉ 胃脘　　◉ 足三里　　◉ 腹部

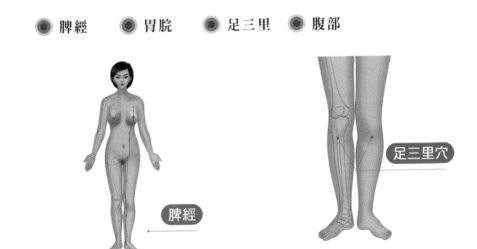

脾經

足三里穴

　　脾經從趾尺側隱白穴開始，途經大都、太白、商丘、三陰交、地機、陽陵泉、血海到大包；足三里穴在膝下四指，脛骨外一橫指的位置上。

◉ 開始操作

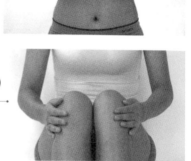
拍打腿內側脾經

1 ── 取站姿，雙腿分開，俯身拍打腿內側脾經循行路線，手法要輕，速度要快，時間不限，以肢體酸脹為度。

拳輪隔手背叩擊胃脘

2 ── 仰臥，左手按胃脘，右手成空心拳，用拳輪叩擊左手背 100 次，力度適中。

拍打足三里穴

3 ── 取坐姿，俯身拍打足三里穴，以疼痛稍重為度，共 100 次。

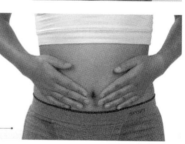

4 ── 雙手用力拍打腹部脂肪，以疼痛勉強可以耐受為度，時間至少 1 小時。

掌拍腹部脂肪

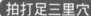

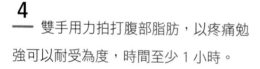

注意事項

上述方法拍打時間要長一些。此外，僅憑拍打療法幫助脾胃運化是有效的，但減肥效果沒有那麼明顯，控制飲食和適量運動仍然是很重要的。

◎ 七、關節僵硬 ◎

風寒濕痺虛內因，手搓關節暖經筋。
拍打叩擊不限數，氣暢血旺散邪勤。
委中承山合谷缺，肩井外關曲池穴。
關節周邊陽經位，僵麻無力痛可越。

　　本病常可能導致肢體僵硬、疼痛、關節不利，如果以疼痛為主，則稱為「痛痺」，位置常走竄時稱為「行痺」，以沉重症狀為主時，則稱為「著痺」。治當祛風、除濕、散寒、通絡。拍打部位以阿是穴為主，常為關節部位。

經穴及部位

- 阿是穴
- 委中
- 承山
- 合谷
- 列缺
- 肩井
- 外關
- 曲池

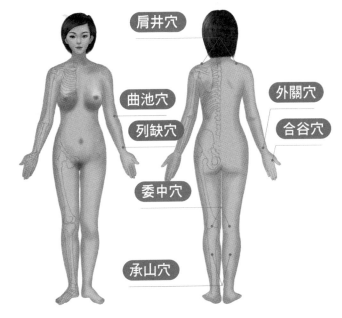

　　列缺穴位於手臂前部，手腕橫紋上 1.5 寸；完全屈肘時，肘橫紋外側端處即是曲池穴。

　　委中在膕橫紋中點；伸直小腿或腳跟上提時，腓腸肌肌腹下出現的尖角凹陷處即是承山穴；合谷穴位於手背，第一、第二掌骨間中點處；肩井穴在肩上前直乳中，大椎與肩峰端連線的中點上；外關穴在手背腕橫紋上 2 寸，尺橈骨之間，陽池與肘尖的連線上。

● 開始操作

搓熱關節疼痛部位

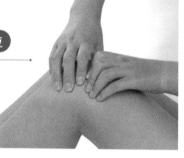

1
── 先將疼痛關節搓熱，使氣血暢達，時間越長越好，直到皮膚明顯發紅、發脹。休息片刻，待皮膚大致恢復正常之後再繼續搓擦，這樣反覆操作 5 次。

拍打膝關節

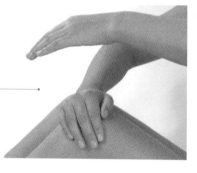

2
── 拍打關節及周邊肌肉，手法由輕至重，以肢體酸脹為度，時間越久越好。

注意事項　儘量使疼痛關節張開，維持極限角度，以疼痛可以耐受為度，堅持 10 秒。這兩個步驟都為後面的拍打做準備，有疏通經絡、啟動氣血的作用。

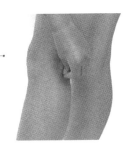

拇食中三指尖叩擊委中穴

3
── 找到委中穴，用拇食中三指指尖
叩擊至酸麻脹痛。委中穴就在膕窩正中
心，專門治療腰背疼痛，有所謂「腰背
委中求」之說。

拇食中三指尖叩擊承山穴

4
── 用拇食中三指指尖叩擊承山穴至
酸麻脹痛。

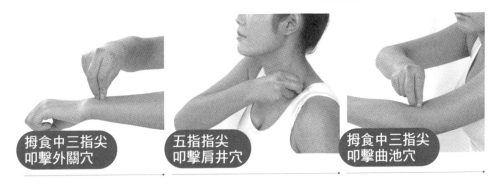

拇食中三指尖
叩擊外關穴

五指指尖
叩擊肩井穴

拇食中三指尖
叩擊曲池穴

5
── 用拇食中三指指尖叩擊外關穴直到酸麻脹痛。

6
── 五指聚攏成尖，用五指指尖叩擊肩井穴。手法不用太重，但力道要深
入皮下，以肩部酸脹疼痛為度。

7
── 用拇食中三指指尖叩擊曲池穴直到酸麻脹痛。

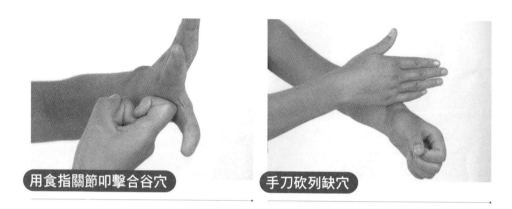

用食指關節叩擊合谷穴　　　手刀砍列缺穴

8
—— 手成空心拳，用食指關節叩擊合谷穴 100 次，力量可以稍重一些，以疼痛勉強可以耐受為度。

9
—— 手掌繃直用手刀砍列缺穴 50 次，力量由輕至重，注意手腕要放鬆以便產生震顫。

注意事項　風濕痹證不易治療，需要很長的時間，最好早中晚各拍打 1 次，注意要防風保暖。反向扳關節時不要勉強，要以能夠耐受為度，否則會造成損傷。

◎ 八、腰間疼痛 ◎

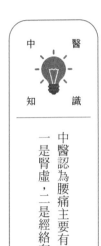

腰痛腎虛風寒濕，膀胱督脈腎經滯。
丹田命門搓生熱，固腎強精邪驅馳。

　　腰為腎之府，所以腎虛時會出現腰膝酸軟疼痛無力。風寒濕邪侵襲經絡自然也會造成疼痛。治當補腎固精，散寒除濕通絡。本節著重介紹腎虛腰痛的拍打方法。

經穴及部位

● 膀胱經　　● 督脈　　● 腎經　　● 腰部　　● 丹田

　　膀胱經從頭頂的百會穴開始，延至後背、臀部，於腳跟止；督脈為由會陰穴向後沿著脊椎往上走，到達頭頂再往前穿過兩眼之間，到達口腔上顎的齦交穴。

　　腎經起自腳底湧泉穴，沿腿內側後緣向上過盆腔深處，從任脈展開 0.5 寸處向上直達胸前俞府穴；中丹田在兩乳頭的膻中穴；下丹田在肚臍下方 3 寸的關元穴。

中醫認為腰痛主要有兩個原因，一是腎虛，二是經絡有風寒濕邪。

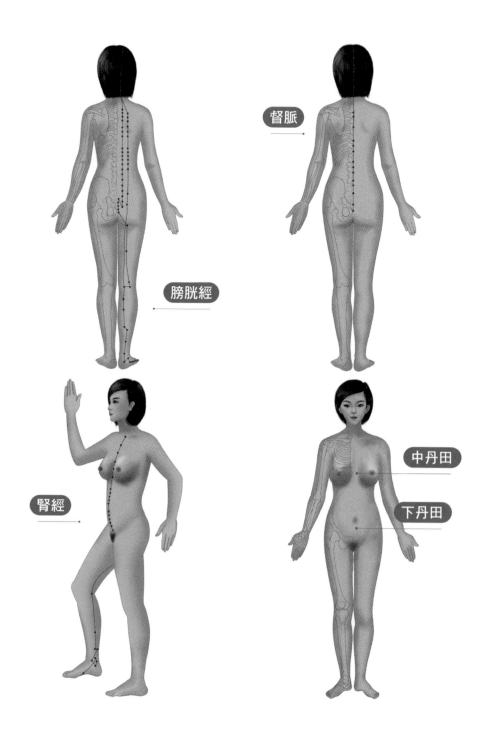

膀胱經

督脈

腎經

中丹田

下丹田

◉ 開始操作

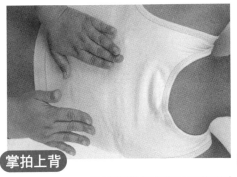

掌拍上背

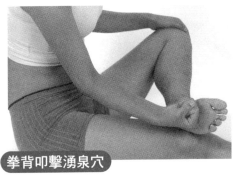

拳背叩擊湧泉穴

1 俯臥，讓家人幫忙從上到下拍打後背（後背包含了膀胱經和督脈），手法要由輕至重，時間不限，直到將後背拍熱。

2 取坐姿，用空心拳拳背叩擊湧泉穴，直到腳心發熱。再拍打腿內側腎經路線，時間不限，直到皮膚發熱。

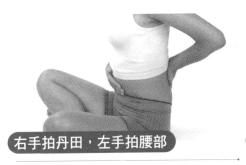

右手拍丹田，左手拍腰部

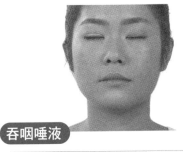

吞咽唾液

3 取坐姿，右手按丹田，左手背後按腰間，同時輕輕拍打，力量漸重，時間不限，直到腰腹內生熱。

4 在過程中如果口中生出唾液，可以慢慢積累至滿口，然後分 3 次咽下，用意念送入丹田。須留意防風保暖。

◎ 九、肩背酸痛 ◎

中醫知識

中醫認為肩背酸痛一般是風濕侵襲，或疲勞所致。

肩背酸痛風濕襲，疲勞亦可有此例。
肩井委中承山穴，前屈後仰痛可去。

　　風濕侵襲的內容在前面已經介紹過了，此處不再贅述。疲勞導致的肩背酸痛一般和長期保持同一姿勢有關。肌肉長時間僵硬造成經絡氣血不暢，「不通則痛」，導致肩背酸痛。治以疏經活絡，一些遠端穴位也可以起到很好的治療效果。

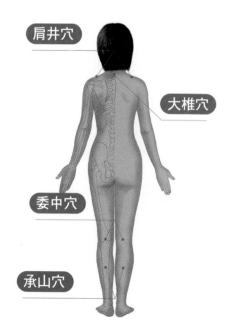

經穴及部位

- ⬤ 肩井
- ⬤ 大椎
- ⬤ 委中
- ⬤ 承山

　　肩井穴在肩上前直乳中，大椎與肩峰端連線的中點上；大椎穴在第 7 頸椎棘突下，即項部最突出的骨頭下面的縫隙裡；委中在膕橫紋中點；伸直小腿或腳跟上提時，腓腸肌肌腹下出現的尖角凹陷處，就是承山穴。

◉ 開始操作

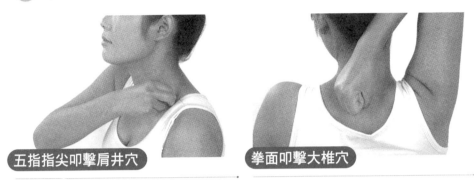

五指指尖叩擊肩井穴　　拳面叩擊大椎穴

1
—— 取坐姿，五指聚攏成尖，用五指指尖叩擊肩井穴，力度先輕後重，以肩部酸痛可以耐受為度，次數不限，直到肩部酸痛減輕。

2
—— 用空心拳的拳面叩擊大椎穴，先輕後重，以感到酸脹為度，共 100 次。

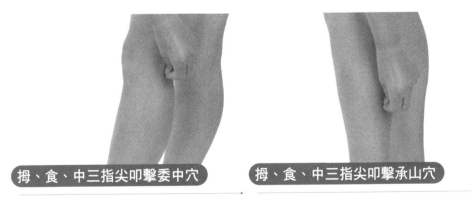

拇、食、中三指尖叩擊委中穴　　拇、食、中三指尖叩擊承山穴

3
—— 用拇、食、中三指聚攏的指尖叩擊委中穴 100 次。

4
—— 用同樣的方法拍打承山穴。

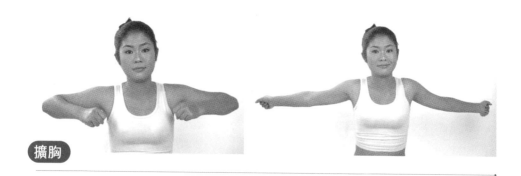

擴胸

5
—— 曲臂，雙臂外展擴胸 10 次，然後以肩為中心進行環繞，正反各 10 圈。

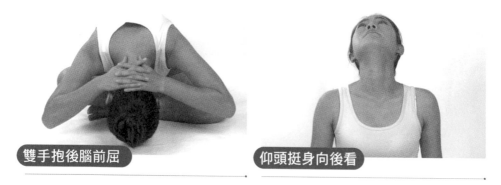

雙手抱後腦前屈　　　　　仰頭挺身向後看

6
—— 取坐姿，盤腿，雙手抱於後腦，身體前屈至極限，頭儘量觸地，深呼吸 3 次。

7
—— 仰頭挺身，頭儘量向後看，以身體能夠保持平衡不倒為度。留意活動肩背時動作不要過於粗暴，以免關節受損。

◎ 十、頸椎不適 ◎

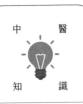

頸椎不適把頭搖，大椎天柱肩井敲。
前後兩側拉筋脈，僵硬疼痛便即消。

經穴及部位

● 大椎　　● 天柱　　● 肩井

　　大椎穴在第 7 頸椎棘突下，即後頸最突出的骨頭下面的縫隙裡；天柱穴位於項部大筋（斜方肌）外緣之後髮際凹陷中，約後髮際正中展開 1.3 寸；肩井穴在肩上前直乳中，大椎與肩峰端連線的中點上。

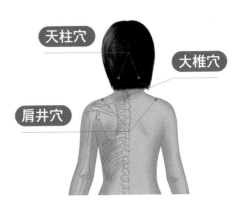

天柱穴

大椎穴

肩井穴

● **開始操作**

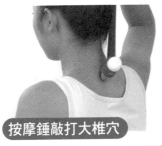

按摩錘敲打大椎穴

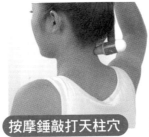

按摩錘敲打天柱穴

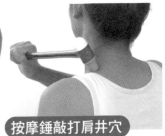

按摩錘敲打肩井穴

1
── 可以取按摩錘分別敲打大椎、天柱、肩井三穴 2 ～ 3 分鐘。每天早、中、晚各敲 1 次。

2
── 兩手握空心拳，用拳輪交替叩擊大椎、天柱兩穴，直到感到穴位處發脹、發熱、發紅為止。

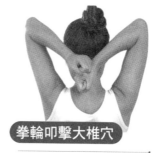
拳輪叩擊大椎穴

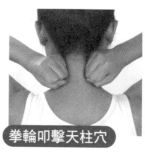
拳輪叩擊天柱穴

3
── 不管坐著或是站著，只要有空閒就閉上眼睛，左右轉動頸部 50 次，前俯後仰 50 次，動作要輕柔。做完後，可用手掌從頸肩儘量往後甩拍打頸項，雙手交替拍打各 50 次。

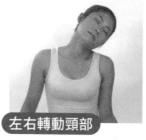
左右轉動頸部

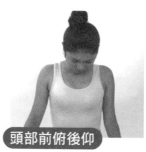
頭部前俯後仰

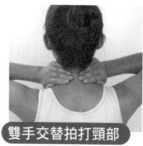
雙手交替拍打頸部

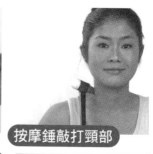
按摩錘敲打頸部

4
── 每晚看電視或休息時，或者和朋友聊天時，都可以用按摩錘捶打疼痛處 30 分鐘，每天持續進行可明顯改善頸椎不適。

◎ 十一、精神疲勞 ◎

神疲百會足三里，三陰湧泉睛明擠。
呼吸深緩貯丹田，事後放鬆再休息。

　　在氣血不足的同時，肌肉長時間的緊繃也會導致氣血不暢。而氣血不暢時，身體各組織器官所得到的氣血自然也是不足的。精神疲勞和氣血不足與不暢都有關係。治當益氣養血、理氣通絡。益氣養血的拍打方法前面已經介紹過了，不再贅述。本節介紹一下理氣通絡的拍打方法。

經穴及部位

● 百會　● 足三里　● 三陰交　● 湧泉　● 睛明

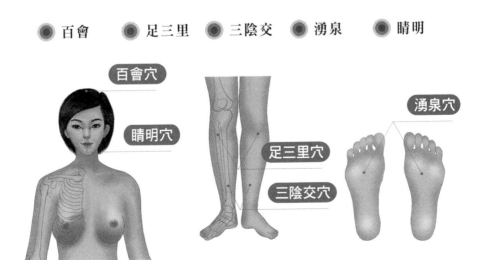

百會穴在頭頂正中線與兩耳尖連線的交點處；睛明穴位於眼部內側，內眼角稍上方凹陷處。

足三里穴在膝下四指，脛骨外一橫指的位置上；三陰交在腳內踝尖直上四橫指，脛骨後緣處。

湧泉穴在腳底腳前部凹陷處第二、第三趾趾縫紋頭端與腳跟連線的前1/3 處。

◉ 開始操作

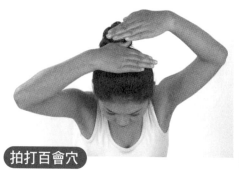

拍打百會穴

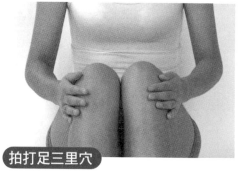

拍打足三里穴

1 取坐姿，雙手交替拍打百會穴，力量要輕，震顫感要強，可以微微閉目體驗全身跟著震顫的感覺，反覆拍打 50 次。

2 雙腿下垂，俯身拍打足三里穴，以微感疼痛為度，共 50 次。

拳輪叩擊三陰交穴

3 取坐姿，一條腿放到另一條腿上，用空心拳的拳輪叩擊三陰交穴 50 次，漸漸加力，直到穴位明顯酸脹。

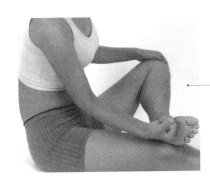

拳背叩擊湧泉穴

4
—— 用空心拳的拳背叩擊湧泉穴，
力量漸增，共 50 次。

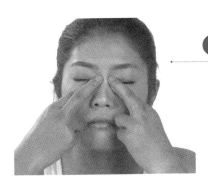

食指中指擠按睛明穴

5
—— 用雙手食指中指擠按睛明穴，
像做眼保健操一樣，力度適中，以眼
睛微微酸脹為度，共 50 次。

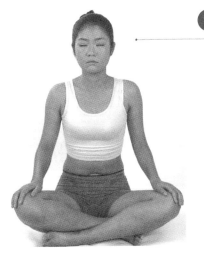

打坐閉目

6
—— 打坐，微閉目，緩緩呼吸，想
像一股氣慢慢沉入丹田儲藏起來，身
體慢慢充滿了力量。記得意念不能勉
強，順其自然即可。

經絡穴位拍打大全

作　　　者	張必萌、王　有	
發　行　人	林敬彬	
主　　　編	楊安瑜	
編　　　輯	李睿薇	
內 頁 編 排	吳郁嫻	
封 面 設 計	陳語萱	
編 輯 協 力	陳于雯、高家宏	

出　　　版　大都會文化事業有限公司
發　　　行　大都會文化事業有限公司
　　　　　　11051台北市信義區基隆路一段432號4樓之9
　　　　　　讀者服務專線：(02)27235216
　　　　　　讀者服務傳真：(02)27235220
　　　　　　電子郵件信箱：metro@ms21.hinet.net
　　　　　　網　　　　址：www.metrobook.com.tw

郵 政 劃 撥　14050529 大都會文化事業有限公司
出 版 日 期　2022年07月初版一刷
定　　　價　480元
I S B N　978-626-95156-9-1
書　　　號　Health+159

Metropolitan Culture Enterprise Co., Ltd
4F-9, Double Hero Bldg., 432, Keelung Rd., Sec. 1, Taipei 11051,
Taiwan
Tel:+886-2-2723-5216　　Fax:+886-2-2723-5220
Web-site:www.metrobook.com.tw　　E-mail:metro@ms21.hinet.net

◎本書由化學工業出版社授權繁體字版之出版發行。

國家圖書館出版品預行編目（CIP）資料

經絡穴位拍打大全/張必萌,王有主編 .. -- 初版 . --
臺北市:大都會文化事業有限公司, 2022.07
272 面 ;17x23 公分 . -- (Health+159)
ISBN 978-626-95156-9-1(平裝)

1. 按摩 2. 經穴
413.92　　　　　　　　　　　　　　　111001848

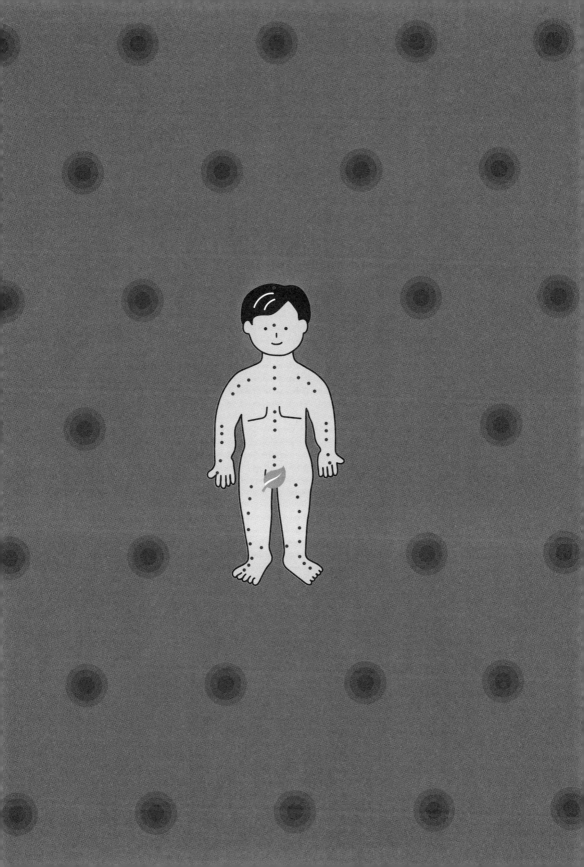

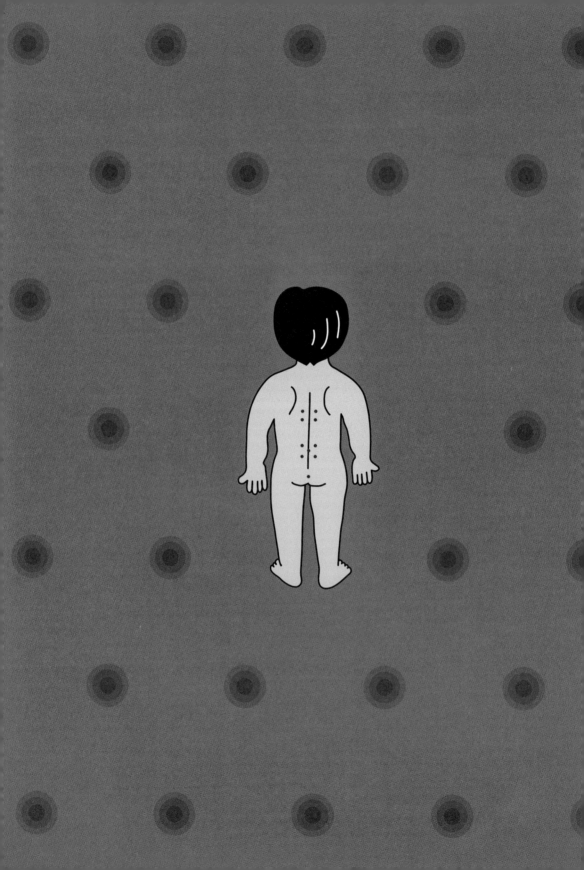